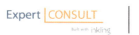 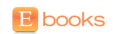 

Any screen.
Any time.
Anywhere.

原著のeBook版を無料で
ご利用いただけます

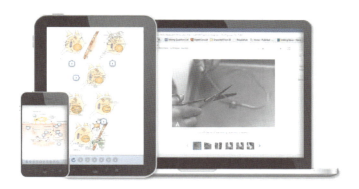

"Expert Consult"ではオンライン・オフラインを問わず，原著を閲覧することができ，
検索やコメントの記入，ハイライトを行うことができます

ExpertConsultのご利用方法

① expertconsult.inkling.com/redeem にアクセスします．

② 左ページのスクラッチを削り，コードを入手します．

③ "Enter code"にStudent Consult用のコードを入力します．

④ "REDEEM"ボタンをクリックします．

⑤ Log in（すでにアカウントをお持ちの方）もしくはSign upします（初めて利用される方）．
※Sign upにはお名前・e-mailアドレスなどの個人情報が必要となります．

⑥ "ADDING TO LIBRARY"ボタンを押すと，MY LIBRARY に本書が追加され，
利用可能になります．

以下のQRコードからも
①のURLにアクセスできます．

テクニカル・サポート：
email expertconsult.help@elsevier.com
call 1-800-401-9962（inside the US）
call +1-314-447-8200（outside the US）

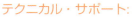

本電子マテリアルは，expertconsult.inkling.comに規定されたライセンスの条項に従うことを条件に使用できます．この電子マテリアルへのアクセスは，本書の表紙裏側にあるPINコードを最初にexpertconsult.inkling.comで利用した個人に制限されます．また，その権利は転売，貸与，またはその他の手段によって第三者に委譲することはできません．

フェルソン
読める！胸部X線写真

改訂第3版／原著第4版

楽しく覚える基礎と実践

FOURTH EDITION

Felson's Principles of Chest Roentgenology
A PROGRAMMED TEXT

Lawrence R. Goodman, MD, FACR

Professor, Diagnostic Radiology and Pulmonary
Medicine & Critical Care
Director, Cardiothoracic Imaging
Medical College of Wisconsin/
Froedtert Memorial Hospital
Milwaukee, Wisconsin

翻 訳
大西 裕満
大阪大学大学院医学系研究科
放射線統合医学講座 放射線医学講座　助教

粟井 和夫
広島大学大学院医歯薬保健学研究院
放射線診断学　教授

診断と治療社

ELSEVIER

ELSEVIER

Higashi-Azabu 1-chome Bldg. 3F
1-9-15, Higashi-Azabu,
Minato-ku, Tokyo 106-0044, Japan

FELSON'S PRINCIPLES OF CHEST ROENTGENOLOGY: A PROGRAMMED TEXT

Copyright ©2015, 2007 by Saunders, an imprint of Elsevier Inc.

ISBN: 978-1-4557-7483-8

This translation of *Felson's Principles of Chest Roentgenology: A Programmed Text, Fourth Edition, by Lawrence R. Goodman*, was undertaken by Shindan to Chiryo sha Inc. and is published by arrangement with Elsevier Inc.

本書，**Lawrence R. Goodman** 著：*Felson's Principles of Chest Roentgenology: A Programmed Text, Fourth Edition* は，Elsevier Inc.との契約によって出版されている．

フェルソン　読める！　胸部Ｘ線写真―楽しく覚える基礎と実践　改訂第３版/原著第４版　by **Lawrence R. Goodman**．

Copyright 2016 Elsevier Japan KK. 3rd edition ©2007 Elsevier Japan KK.

ISBN: 978-4-7878-2247-5

All rights reserved. No part of this publication may be reproduced or transmitted in any form or by any means, electronic or mechanical, including photocopying, recording, or any information storage and retrieval system, without permission in writing from the publisher. Details on how to seek permission, further information about the Publisher's permissions policies and our arrangements with organizations such as the Copyright Clearance Center and the Copyright Licensing Agency, can be found at our website: www.elsevier.com/permissions.

This book and the individual contributions contained in it are protected under copyright by the Publisher (other than as may be noted herein).

注　意

　医学分野での知識と技術は日々進歩している．新たな研究や治験による知識の広がりに伴い，研究や治療，治療の手法について適正な変更が必要となることがある．
　医療従事者および研究者は，本書に記載されている情報，手法，化合物，実験を評価し，使用する際には自らの経験と知識のもと，自身と職務上責任を負うべき患者を含むほかの人の安全に留意すべきである．
　医薬品や製剤に関して，読者は（i）記載されている情報や用法についての最新の情報，（ii）各製剤の製造販売元が提供する最新の情報を検証し，投与量や処方，投与の手法や投与期間および禁忌事項を確認すべきである．医療従事者の経験および患者に関する知識のもとに診断，適切な投与量の決定，最善の治療を行い，かつ安全に関するあらゆる措置を講じることは医療従事者の責務である．
　本書に記載されている内容の使用，または使用に関連した人または財産に対して被害や損害が生じたとしても，法律によって許容される範囲において，出版社，著者，寄稿者，編集者，および訳者は，一切の責任を負わない．そこには製造物責任の過失の問題，あるいはいかなる使用方法，製品，使用説明書についても含まれる．

To Hannah, Roy, Lulie, Sarah,
Sina and Noah and Zach

訳者序文

本書は，"Felson's Principles of Chest Roentgenology" Fourth Edition の全訳である．訳者らは，原著第2版から日本語訳に携わっているが，最新版もわれわれの手で発行できたことは大きな喜びである．

原著第1版が出版されてすでに50年以上経つが，本書の根幹である胸部X線写真の読影については，画像診断が急速に進歩を遂げた現代においても十分通じることは驚くばかりである．胸部X線写真は最も古典的な検査法の一つであるが，今しばらくは医療の中で生き続けると思われ，その読影を論理的にやさしく説く本書の価値も，当面，損なわれることはないであろう．

さて，本書の題名に冠されているフェルソン（Benjamin Felson [1913〜1988]）について少しふれておく．フェルソンは，米国ケンタッキー州ニューポートの生まれで，シンシナティー大学を卒業した後，1948年から1973年まで同大学の教授を勤めた．フェルソンの業績の中で最も有名なものは "Localization of intrathoracic lesions by means of the postero-anterior roentgenogram; the silhouette sign (Radiology 1950; 55:363-374)" という論文で，本書の中でも詳しく述べられている「シルエットサイン」について書かれたものである．フェルソンは，臨床の放射線科医，放射線診断学の研究者であるのみならず，教育者としても有名であり，生前はアメリカ国内のみならず，日本などの外国も含めて数百に及ぶ講演会やセミナーを開催し，当時のアメリカで最も偉大な放射線科医の一人といわれた．フェルソンのユーモアたっぷりの講義や講演にはいつも聴衆があふれ，聴く人々に忘れがたい印象を残したと伝えられている．このユーモアを交えながら難しい事柄をやさしく教えるという類い稀な才能は，改訂版を作ったグッドマンにも見事に継承されている．

訳者は，その第1版を読んで勉強し画像診断の理論的な側面およびおもしろさを知り，その後，画像診断の道に進んだという経緯がある．本書によって多くの医学生や研修医の諸君が胸部画像診断の基礎を体得され，その知識を日々の臨床業務に役立てて下さることを願ってやまない．

2016年11月

粟井和夫

原書第 4 版への序文

Preface to the Fourth Edition

　　50 年を経て，なお輝きを増す偉業．フェルソン，ワインスタイン，スピッツたちが最初に"Principles of Chest Roentgenology"を上梓したのは 1965 年のことだ．後年，CT，MRI，超音波，核医学の登場をみるが，この上品な教科書はずっとベストセラーであり続けている．いったい，それはなぜなのか？

　　単純明快であること：基本的なコンセプトがわかりやすくしかも論理的に展開されていく．すなわち，ひとつの章が足がかりとなって次の章へと導かれる．
　　適切な内容であること：本文では基本的な画像解剖と日常診療でみられる疾患の画像所見が重点的に取り上げられている．胸部 X 線写真は医療のほぼすべての領域において重要な検査なのである．
　　インタラクティブであること：この教科書をただ受動的に読み進めることはできない．積極的に参加することで興味がわき，楽しく学習することができる．そして，教科書の内容もずっと記憶に定着しやすくなる．今回の版では，電子版を利用することでインタラクティブ性がさらに向上している．
　　繰り返し，繰り返しまた繰り返すこと：重要事項は視点を変えて何回も取り上げられる．そうすることで，すでに習得された知識がより強化されるのである．
　　使いやすいこと：オープンな形式とよく吟味された内容を通して，「この本が使える本である」ということがよくわかるだろう．
　　楽しいこと：科学は容易である．対して，ユーモアは難しい．本書の初版は，その全体を通してジョークや洒落た言い回しに満ちている．"Principles of Chest Roentgenology"は勉強が必ずしも退屈なものではないことを証明した．そして，真剣な目的とユーモアとを見事に両立させた．詳しい左肺下葉の解剖学的知識が消え去った（多分これはさほど大きな悲劇ではないとは思うが）としても，ジョークはずっと記憶に残っている．

第 4 版　注目の改良点
　　電子版：第 4 版から電子メディアも選択できるようになった．電子メディアはインタラクティブな学習の機会を提供するものであり，プログラム学習の教科書には理想的な媒体である．電子メディアは印刷物よりも高画質な画像を提供することもできるし，動画を表示することもできる．
　　新しい画像診断の追加：この教科書は胸部 X 線写真の読影を学ぶことを主目的としているが，CT，MRI，超音波，PET の画像も同時に学べるようにした．
　　間質性肺炎：このトピックスは多くの学生にとって難しいものである．電子版コンテンツにある"Interstitial Disease: A Picture Book"では，X 線写真，CT におけるさまざまな画像のパターンについて，日頃見慣れた品物の写真も利用してやさしく解説してある．
　　用語集：他の領域と同様，放射線医学にも特有の用語がたくさんある．主な用語については，本文の中で定義を述べた．電子版では 2 つの用語集（X 線写真と CT）を提供してある．
　　謝　辞：まず，多くの学生およびレジデントにお礼を言いたい．彼らは長年にわたって刺激的な感想と示唆に富んだ助言を提供してくれた．第 4 版の改訂作業に背中を押してくれた妻の Hannah，そして，大きな助力と得難い助言をくれた上席秘書の Carrie Gilbert 女史，この 2 人には幾重にも感謝したい．さらに，紙媒体から電子版への移行というハードな作業を指導してくれたエルゼビアの Don Scholz 氏，Maureen Iannuzzi 女史，そして Stacy Matusik 女史にも感謝する．ウィスコンシン大学の放射線科レジデント 3 年目の Zack Laste 君は各章を丁寧に校正してくれた．彼の意見は大変有益であった．
　　ウィスコンシン州ミルウォーキーの Medical Center Graphics の写真家 Stanton Himelhoch 氏と Barry Himelhoch 氏，挿絵画家の Robert Fenn 氏にも謝意を表する．

Lawrence R. Goodman

この本を読む人のために

Instruction

　読者の多くは，すでにプログラム学習というものに馴染みがあるだろう．印刷版では，右頁左段（広い側）に簡単な解説文と設問（番号のついたフレーム）を用意してある．各設問に答えなさい．それぞれの設問は読者が正しい診断にたどり着くように工夫してある．答えはほとんどの場合，その章あるいはそれまでの章で学習した知識を使えばわかるはずだ．形式としては，空欄に解答を記入するものといくつかの選択肢から選ぶものがある．解答は右頁の右段（狭い側）に記載してある．最初は，カバーの折り返しなどを利用してこの部分を隠し，自分で答えを考えてほしい．そしてぜひ，答えは直接インクで書き込んでもらいたい（そうすれば，あなたの友人たちもそれぞれ自分用のを新しく買わざるを得ない．著者はそれを強く望むものである）．電子版を利用している人はただ実行あるのみ！

　読者の答えは解答と一字一句合致しなくてもよい．意味している内容が同じであれば正解とする．もし間違えたら，なぜ正解がそうなるのかわかるまで，該当する章を読み直してもらいたい．もちろん，自分で答えを考える前に本書の解答を盗み見ても構わない．この本を買ったのはあなただし，勉強するのもあなただから，やり方は自由である．しかし，勉強するのには集中力が必要だから，せいぜい1時間程度を目安に区切りを付けることをお勧めする．

　各章の最後に，その章の最重要事項をまとめた「復習問題」の頁を設けてある．ここは必ず読んでもらいたい！　また"力試しの12症例"として，最終章の後にクイズ形式の症例問題集を用意した．ここでは，あなたが本書で新しく身につけた知識をすぐに応用できるような症例を厳選して提示した．もしうまく答えられないようなら，筆者らを責めてもらって結構である．本書のユーモアと形式にこだわらないやり方が，楽しくリラックスした学習環境づくりに役立てば幸いである．

　そして，本編を修了したら，電子書籍に収録されているボーナス章，追加症例，そしてちょっとしたおまけにも目を通してほしい．

　第1章の前に，下記のサンプル問題に挑戦しよう．

---

1 この教科書は読者の参加の上に成り立っている．
　(a) かつて，文豪マーク・トウェインは言った．「口を開いて＿＿＿＿＿するよりも，口を閉ざして［愚か者／利口者］に見られる方がまだましだ」
　(b) かつて，リー・ロジャース医師は言った．「［正しさ／誤り］を恐れることが＿＿＿＿行為の障害になってはならない」
　(c) 筆者らは，読者諸君が［a／b］の価値観に共感してくれることを期待している．

1
(a) 疑念を払拭
　　愚か者
(b) 誤り
　　正しい
(c) b

---

2 解剖と画像所見の理解がX線写真の読影の要点である．
　(a) 「＿＿＿＿＿ことでどれほど多くのことを観察できるか，きっと驚くでしょう」と大リーガーのローレンス（ヨギ）・ベラは言った．
　(b) 「＿＿＿＿＿ものしか見えてこない」とローレンス（ラリー）・グッドマンは言った．
　(c) 本書は，仮説［a／b］に基づいて執筆された．

2
(a) じっと見続ける

(b) 知っている

(c) b（もちろんさ！
　　だって，ボクの本だもの！）

もくじ

Table of Contents

終生，医学を勉強する人のための **フェルソンの 10 箇条** viii

1 エックス線検査の基礎 1
　　The Radiographic Examination : The Basics

2 断層画像 23
　　Cross-Sectional Imaging Techniques

3 正常の胸部 X 線写真と読影法：プロのように読む秘訣 39
　　The Normal Chest X-Ray : Reading like the Pros

4 胸部 CT 画像：総まとめ 61
　　Chest CT: Putting it All Together

5 肺葉の解剖 75
　　Lobar Anatomy

6 シルエットサイン 95
　　The Silhouette Sign

7 エアブロンコグラムサイン 113
　　The Air Bronchogram Sign

8 肺と肺葉の虚脱 127
　　Signs of Lung and Lobar Collapse

9 肺病変のパターン 151
　　Patterns of Lung Disease

10 縦隔の理解 173
　　Understanding The Mediastinum

11 胸膜腔および胸膜外腔 193
　　The Pleural and Extrapleural Spaces

12 心疾患 217
　　Cardiovascular Disease

Quiz 力試しの 12 症例 235
　　　Quiz：A Dozen Great Cases

さくいん 262

　電子書籍：本書前見返しにある「ExpertConsult（英語版）」ならびに「Elsevier eLibrary（日本語版）」に記載された手順に従ってアクセスしてください．

　▶ 英語版（https://expertconsult.inkling.com）
　　原著・動画・ボーナスクイズ・追加症例・間質性肺炎の解説・用語集を収載

　▶ 日本語版（http://www.elsevier-elibrary.com/product/x34）
　　本書の PDF 版を収載

終生，医学を勉強する人のためのフェルソンの10箇条

第1条　好きなことなら勉強も楽しい．好きになるよう努力すべし．

第2条　法則は事実と同じくらい大切である．法則を習得して初めて，事実を上手くまとめることができるのだ．

第3条　目標がはっきりしていればもっと効率的に勉強できる．ユダヤの法典「タルムード」に，自分がどこへ行こうとしているのかわからない時，すべての道を歩けばいずれ目的地に辿り着けようという記載がある．だが，もし目的地がわかっていれば，ずっと早くそこへ到達できるはずだ．

第4条　自分が経験した症例をフォローすべし．小生は症例をフォローアップすることで他のいかなる方法よりもよく学び，よく記憶した．それはハードなことではあるが，孔子（それとも Knute Rockne* だったか？）曰く，「最もよく働く者が最もよく学ぶ」なのだ．

第5条　積極的に取り組めば，より効果的に学習できる．何かを読んだら，その著者に質問すべし．懐疑的になれ．盲目的に権威に従ってはいけない．

第6条　知識の習得には復習が不可欠である．ただし，単純な繰り返しだけの復習では意味がない．学んだ時とは別の方法を使おう．症例を見て，よく調べ，文献を漁って，症例を探し出し，そして，質問すべし．

第7条　勉強にはご褒美が大切だ．自分の得た知識を披露し，ほんのちょっぴり自慢しなさい．講義中は堂々と発言すべし．妻や夫や恋人にはもちろん，同僚にもどんどん話すことだ．友達に話すのに躊躇するな．

第8条　人にはそれぞれ最適な学習方法がある．自分に一番適した方法を確立すべし．過度に教師に頼るな．優れた生徒が少ないのと同様，優れた教師もそんなにいない．

第9条　一度習得した知識を素早く呼び戻す技を身につけるべし．パソコンを使うのもいいが，他にもよい方法がいろいろあるはずだ．自分なりの方法を開発して，それを常にブラッシュアップしよう．リコールシステムがなければ，君は負けだ．

第10条　勉強時間をゴールデン・アワー，仕事時間，眠い時間に分割すべし．バイオリズムは人によってさまざまだから，自分に最適なスケジュールを立てるべきだ．ゴールデン・アワーにテレビを見たり眠い時間に医学書を読んではいけない．

Felson, B. Humor in Medicine, 1989; RHA Inc, Cincinnati, Ohio.

*：ノルウェー生まれのアメフトコーチ

エックス線検査の基礎

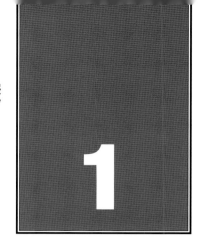

The Radiographic Examination : The Basics

　すべての臨床医にとって，胸部X線写真とCTは避けて通ることのできないものである．したがって，誰もが，基本的な解剖および異常所見を十分に理解していなければならない．読者諸氏は，本書の短いがインタラクティブな（そして，ときにユーモラスな）12の章をまじめに読みさえすれば，胸部の正常解剖，肺病変の基本パターンを身につけることができる．

---

1 それでは標準的な胸部X線写真正面像から始めよう．
それは後-前像（Posteroanterior [PA] radiograph）あるいはPA像と呼ばれるものである．この「後」，「前」とはX線の進行方向を意味していて，この場合は，患者の＿＿＿＿＿＿＿へX線ビームが透過する．

　　A．前から後ろ（背中）へ　　　　B．後ろ（背中）から前へ

1 B．後ろ（背中）から前へ
…これは国際標準である．

---

2 通常，胸部X線写真は立位の最大吸気位で撮影される．X線ビームは，フィルムもしくは検出器より6フィート（約2メートル）離れたところから水平に投射される．通常，あなたが＿＿＿＿＿＿＿をオーダーした場合は，この撮影が行われる．

　　A．正面像　　　B．背面像　　　C．PA像　　　D．AP像

2 C．PA（posteroanterior）像
…PAはX線ビームの進行方向を指している．

---

3 胸部X線写真正面像は＿＿＿＿＿＿＿メートル離れた場所から撮影するが，その理由は像の拡大を防ぎ，鮮鋭度を増加させるためである．

　　A．2　　　　B．1.5　　　　C．1.2　　　　D．1

3 A．2

像の拡大を防ぎ鮮鋭度を増すには，撮影部位をX線検出器に近づけることも必要である．ここで，あなた自身の手を使って簡単な実験をしてみよう：まず手の平を下にして，机の天板から10cmぐらい上にかざす．そして，その手の上方から卓上電気スタンド（電球タイプ）を照らし，机にできた手の影を観察しよう．そこで中指だけを曲げてごらんなさい．中指の影は細くなり，より鮮明に見えるはずである．しかもその指は短かく見える．

光源（つまりX線管球）をずっと遠ざけると，その指は＿＿＿＿＿＿＿見える．

　　A．細く，ぼけて　　　　　　B．細く，鮮明に
　　C．太く，鮮明に　　　　　　D．太く，ぼけて

B．細く，鮮明に
線源を遠ざけるにつれて，拡大率は減少し，半影も小さくなる．

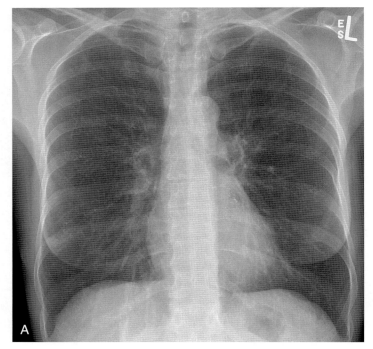

図 1-1A

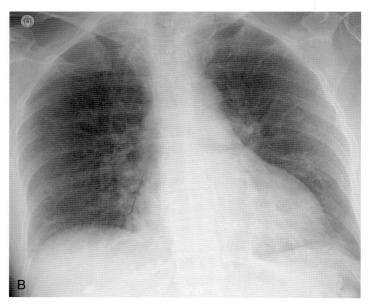

図 1-1B

1. エックス線検査の基礎　3

4 像の拡大がなく鮮鋭なX線写真を撮影するためには，患者をできるだけX線検出器_____必要がある．

　A．に近づける　　　　　B．から離す

　また，X線管球は，できるだけX線検出器_____必要がある．

　A．に近づける　　　　　B．から離す

4 A．に近づける

B．から離す
光の性質と同じである．

5 後-前像に対して，前-後像（antero-posterior像：AP像）は，ポータブル撮影装置により，自分で立つことができない重症患者や小児に対して撮影されることが多い．この場合，ベッド上で患者を背臥位あるいは坐位にして撮影される．AP像では，X線ビームは患者の_____へ透過する．

　A．前から後ろ（背中）へ　　B．後ろ（背中）から前へ

患者を腹臥位ではなく背臥位で撮影する理由は，重症患者にとってはその方が楽だからである．また，小児の場合は何が起こっているかを自分の目で見ている方が騒いだりしないからである．

5 A．前から後ろ（背中）へ

6 ポータブル撮影装置は通常のX線撮影装置より出力が低く，また，狭いベッドサイドで使用される．このため，ポータブル撮影のAP像は，X線管球と検出器が近い距離で撮影されることが多い．その結果，PA像と比較して，AP像では像の拡大率は大きくなり，鮮鋭度は_____．

　A．増加する　　B．低下する　　C．同等である

　心臓は体の前方に位置する臓器である．心臓は_____像では大きく見える．なぜか？

　A．AP像　　　　　　　B．PA像

立位PA像が背臥位AP像より好まれるのは以下の理由による．1)拡大率が低い．2)鮮鋭度が高い．3)立位の方がより深い吸気で撮影でき，肺をより広く描出できる．4)立位の方が，重力により胸膜腔内の空気は上に，胸水は下に移動するので観察しやすい．

6 B．低下する

A．AP像
AP像では心臓は検出器から離れるため．

7 図1-1AとBは同一患者の写真である．PA像は_____の方である．

　A．図1-1A　　　　　　B．図1-1B

　そのように判断した根拠は？

7 A．図1-1A

図1-1Aの方が鮮鋭度が高く，拡大率が低い．また，より深い吸気で撮影されているため．

胸部X線写真正面像は，PA像，AP像のいずれにおいても，あなたが実際に患者に対面しているような向きで表示される．図1-1Aおよび1-1Bのように，すべてのX線写真においては患者の左があなたの右手にあたる．心臓は体の左側にある．いいかな？

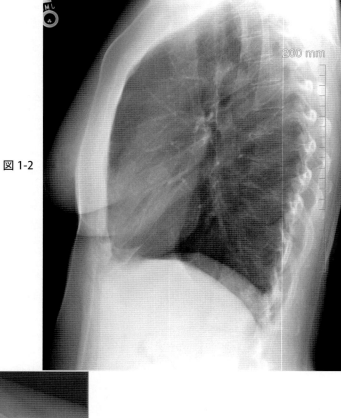

図 1-2

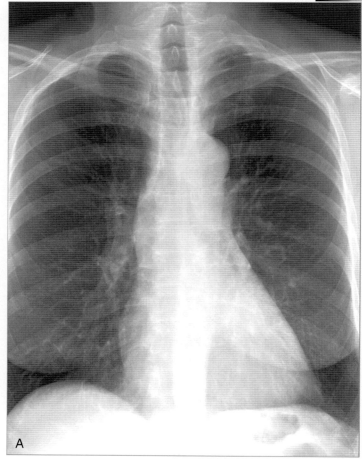

図 1-3A

8 もうひとつのルーチン撮影は側面からの撮影（図1-2）で，通常，胸部の左側がX線カセッテに接するように撮影される．これは_____像と呼ばれる．

A．サイド　　B．立位　　C．第2　　D．側面

PA像と同様，側面像もX線管球が検出器から_____メートルの距離で撮影される．

A．2　　B．1.5　　C．1.2　　D．1

正面像と同様な言い方をするならば，左側面像は右-左像と言うべきであろう．しかし，Emersonも「何でもかんでも一貫性を守るというのは愚者の戯れ事だ」と言っているので，われわれも単に側面像（左側面像）と言うことにしよう．

9 心臓や縦隔，横隔膜の後ろにある病変は，PA像ではしばしば隠れてしまうことがある．_____像ではしばしばそのような病変も見つけることができるため，あわせて撮影されることが多い．

A．立位　　B．AP　　C．側面　　D．PA

図1-3Aと図1-3Bは，側面像の有用性を示している．側面像では，椎体に重なって限局性の陰影（白く見える部分）が見える（矢印）．一方，正面像では，この肺炎像は心臓に隠れてしまい，ほとんどわからない．

10 側面像は，通常，検出器を患者の左側につけて撮影するので，右側にある結節は左側にある同じ大きさの結節よりも_____写る．

A．大きく　　　　B．小さく

また，結節の辺縁は_____になる．

A．鮮明に　　　　B．不鮮明に

8 D．側面

A．2

9 C．側面

10 A．大きく

B．不鮮明に
対象を検出器から遠ざけると拡大率が増加し，半影も大きくなる．

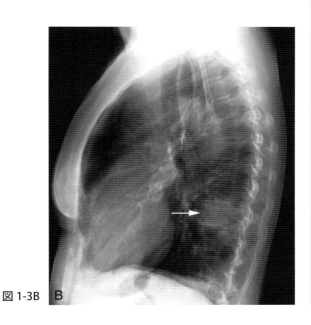
図1-3B　B

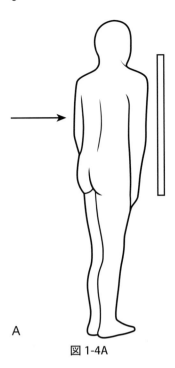

図 1-4A

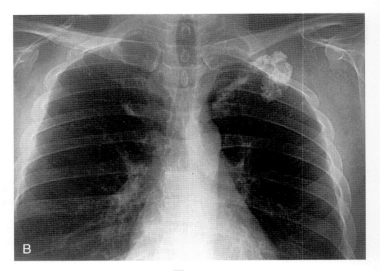

図 1-4B

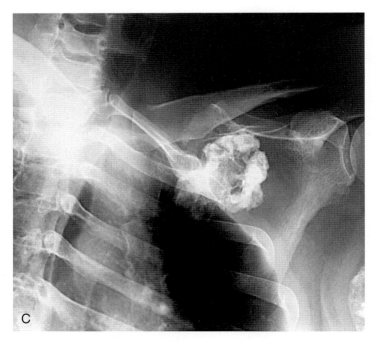

図 1-4C

11 図 1-4A では，患者は右前斜位になっている．この場合，患者の＿＿＿＿胸が検出器に接している．

A．左　　　　　　　　　B．右

また，X 線ビームは＿＿＿＿方向に投射される．

A．AP　　　　　　　　　B．PA

12 患者が PA の正面像より右前斜位になると，各々の解剖学的構造はそれぞれ別の方向へ動く．右前斜位では，左前胸筋や左乳腺などの胸部前方の構造物は＿＿＿＿へ移動する．

A．内側　　　　　　　　B．外側

これに対して，左肩甲骨（後方の構造物）は＿＿＿＿へ移動する．

A．内側　　　　　　　　B．外側

（左前斜位の場合は，それぞれ逆になる）

13 斜位撮影は部位を特定するのに役立ち，観察したい病変が他の構造と重なってしまう時に，これらを分離することができる．図 1-4B の正面像（PA 像）では，胸郭の左側上方に石灰化した腫瘤（白く見える部分）が認められる．図 1-4C は右前斜位像であるが，腫瘤は胸郭に対して，＿＿＿＿に移動している．

A．内側　　　　　　　　B．外側

このことから，病変は＿＿＿＿にあるといえる．

A．前方　　　　　　　　B．後方

Julie Goodman 氏のご厚意による
（MLA：juliegoodmanstudio.com）

---

11 B．右

B．PA

12 B．外側

A．内側

13 B．外側

A．前方
腫瘤は左第一肋骨の前部から発生したものである．そのため，右前斜位像では，外側に移動し，肺野から出てゆく．

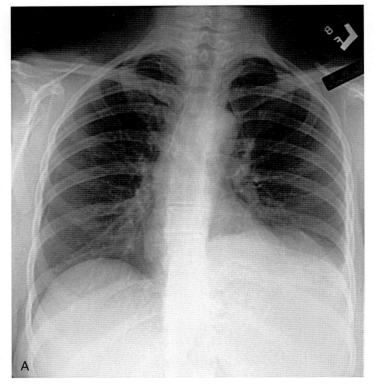

図 1-5A

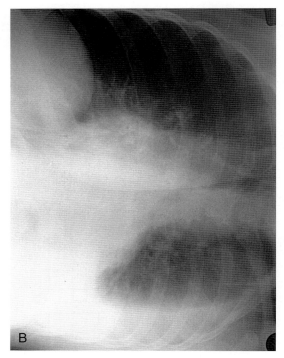

図 1-5B

14 さて,他にはどのような撮影法があるだろうか?胸腔内の液体は重力の影響を受ける. 患者が_____の場合では,胸水は重力により横隔膜側に移動する. A. 立位　　　B. 背臥位　　　C. 右後斜位	**14** A. 立位
また,_____の場合では,背側に移動する. A. 立位　　　B. 背臥位　　　C. 右後斜位	B. 背臥位
さらに,患者が_____ (lateral decubitus position) になると,胸水は下方の側胸部へ移動する. A. 立位　　　B. 背臥位　　　C. 側臥位	C. 側臥位
15 2頁の図1-1Aに戻ろう._____横隔膜の方が対側よりも高い位置にある. A. 左　　　　　　　　B. 右 これは正常である.	**15** B. 右
では,図1-5Aではどちらの横隔膜が高い位置にあるように見えるだろうか? A. 左　　　　　　　　B. 右 これは正常ではない.重力を利用するとその原因がわかる.	A. 左
16 図1-5Bは左側臥位,すなわち_____側を下にして撮影された像である. A. 左　　　　　　　　B. 右	**16** A. 左 心臓のある方,すなわち左側が下になっている.
X線ビームは装置の寝台と平行に投射されている. この状態では,左肋骨と_____の間に白い帯状の陰影が認められる. A. 肺　　　B. 心臓　　　C. 横隔膜	A. 肺
この陰影は_____によるものである. おめでとう! これはあなたにとって初めてのX線写真の診断である.図1-5Aで左横隔膜が挙上して見えるのは,立位の状態では肺底部と横隔膜の間に胸水が存在するためである.	胸水 重力に従って,左側胸壁に沿って貯留している.
もしこの患者が背臥位になれば,この胸水は_____. A. 前方に移動する　　　B. そのままの位置にとどまる C. 後方に移動し,肺のすぐ下方に貯まる	C. 後方に移動し,肺のすぐ下方に貯まる.

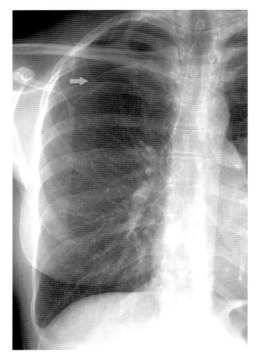

図 1-6

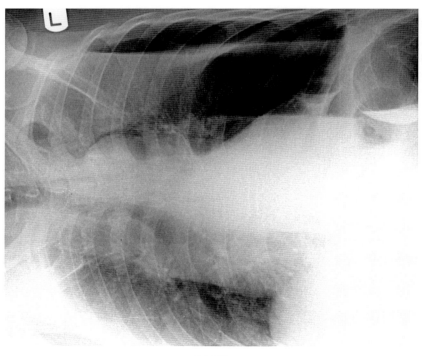

図 1-7

17 立位では，胸水は重力に従って下方に移動し，胸膜腔内の空気は＿＿＿＿＿＿． 　A．同様に下方に移動する　　B．上方に移動する 　C．そのままの位置にとどまる	**17** B．上方に移動する
したがって，気胸（胸膜腔内の空気）の診断に適しているのは＿＿＿＿＿＿となる． 　A．立位　　　B．背臥位　　　C．あらゆる体位	A．立位
左側の気胸が疑われる患者で立位や坐位で撮影ができない場合は，＿＿＿＿＿＿を下にした側臥位で撮影すればよい． 　A．左　　　　　　　　　　B．右	B．右 空気は左側胸壁の方に上昇するだろう．
これは，＿＿＿＿＿＿と呼ばれる． 　A．左側臥位　　　　　B．右側臥位 　C．背臥位　　　　　　D．斜位	B．右側臥位

図1-6は立位で撮影された気胸である．矢印は，肺の辺縁を示す．図1-7は別の症例であるが，右側臥位での撮影であり，肺と左胸壁の間に空気が見られる．

18 通常，胸部X線写真は＿＿＿＿＿＿で撮影される． 　A．吸気　　　　　　　　　B．呼気	**18** A．吸気
呼気では肺紋理が密集する．肺の含気が低下すると，肺は＿＿＿＿＿＿見える． 　A．より白く　　　　　　　B．より黒く	A．より白く
横隔膜の上方に位置する心臓は，挙上し，＿＿＿＿＿＿見える． 　A．大きく　　　　　　　　B．小さく	A．大きく

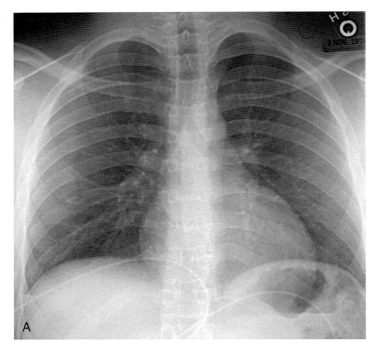

図 1-8A

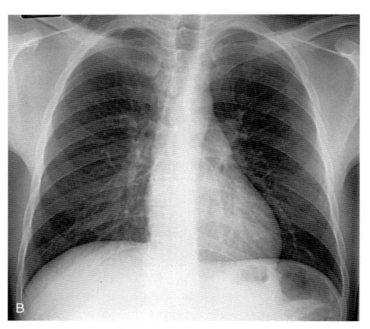

図 1-8B

19 図 1-8A と図 1-8B は，同一患者の同時期の PA 像である．一方は吸気で，もう一方は呼気で撮影されたものである．横隔膜の位置は_____の方が高くなっている．

    A．図 1-8A   B．図 1-8B

肺野は_____の方が黒くなっている．

    A．図 1-8A   B．図 1-8B

心臓および血管の陰影は_____の方が大きくなっている．

    A．図 1-8A   B．図 1-8B

これらより，_____が呼気での撮影であることがわかる．

    A．図 1-8A   B．図 1-8B

19
A．図 1-8A

B．図 1-8B

A．図 1-8A

A．図 1-8A

Pitfall：
呼気撮影および AP 背臥位撮影では PA 吸気撮影の場合と比べて，心臓や血管の陰影が大きくなり，肺野は白くなる．これらの変化を異常所見と間違えないように注意しよう．

X 線画像はどのようにして作製されるのだろうか？　多くの検査において，X 線フィルムはデジタル検出器に取って代わられている．しかしながら，基本的な画像の構成の原理はどちらも同じである．より多くの X 線がフィルムあるいは検出器に当たれば，画像は黒く（暗く）なる．空気は X 線をほとんど吸収しない（すなわち，ほとんど透過する）ので肺野は黒くなる．逆に骨や金属の物質は X 線をほとんど吸収するので，画像は白くなる．また，筋肉や液体は灰色になる．（より技術的な事項についてはこの章の最後の方に記載されている——こっそり覗かないように）

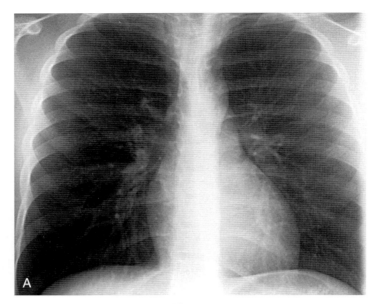

図 1-9A

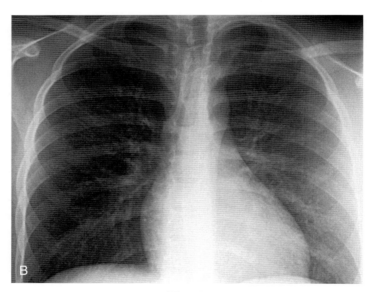

図 1-9B

1. エックス線検査の基礎

20 呼気撮影も，ときに役立つことがある．呼気の撮影は，左右非対称な肺気腫やエアートラッピング（空気の呼出を妨げる気管支の部分的閉塞）を発見するために利用される．閉塞した気管支の末梢の肺からは空気が出て行きにくいので，呼気位で，その部分の肺は_____ままである．

A. 膨張した　　　　　B. 虚脱した

一方，健常部分の肺は_____．

A. 膨張する　　B. 虚脱する　　C. そのままである

20 A. 膨張した

B. 虚脱する

21 一側のエアートラッピングにおける呼気撮影では，正常肺は虚脱しているために_____見える．

A. より白く　　B. より黒く　　C. 変化なく

閉塞肺は_____見える．

A. より白く　　B. より黒く　　C. 変化なく

21 A. より白く

C. 変化なく
（黒いままである）

図 1-9A は，右肺がわずかに左肺よりも黒く見える．図 1-9B は呼気位で撮影された写真であり，左肺は正常に虚脱して白くなっている．対して，右肺は膨らんだままで黒く見える．これは，異物誤嚥によりエアートラッピングを生じた結果である．

臨床のポイント
一側性の喘鳴を聴取する症例では，エアートラッピングを見つけるために呼気撮影をオーダーしよう．

22 呼気の X 線写真では，小さな気胸を明瞭に描出することができる．呼気では，胸膜腔内の空気と比較して虚脱した肺は_____見える．

A. より白く　　B. より黒く　　C. 同等に

22 A. より白く

また，呼気では胸郭がわずかに縮むため，胸膜腔内の空気は相対的に大きく見える．したがって，呼気での撮影では，小さな気胸が見つけやすくなる．（これは論理としては正しいのであるが，実際にはさほど有用でない．CT 装置が普及している現在，この撮影テクニックを気胸の診断に適用するのはもはや時代遅れなのである）．

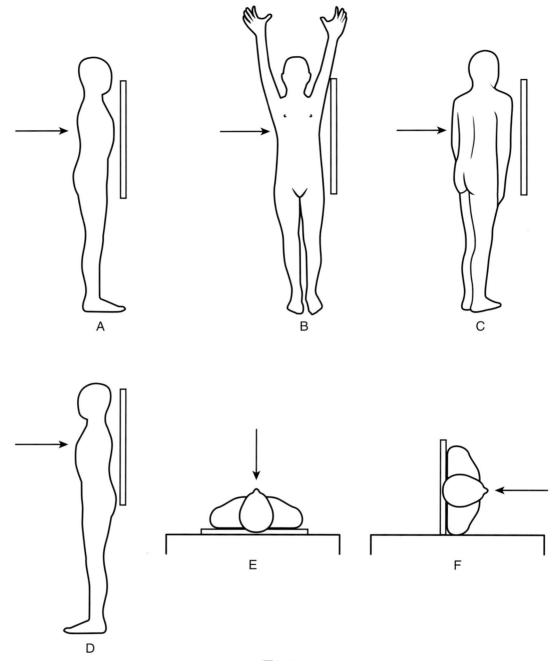

図 1-10

23	ここで撮影法を復習しよう．図 1-10 を見て，自分でセルフチェックしよう．		23

23 ここで撮影法を復習しよう．図 1-10 を見て，自分でセルフチェックしよう．

A：＿＿＿＿＿＿　　　　PA 像
B：＿＿＿＿＿＿　　　　立位 AP 像
C：＿＿＿＿＿＿　　　　側面像
D：＿＿＿＿＿＿　　　　背臥位 AP 像
E：＿＿＿＿＿＿　　　　左前斜位像
F：＿＿＿＿＿＿　　　　左側臥位像
　　　　　　　　　　　　右前斜位像
　　　　　　　　　　　　右側臥位像

24 これまで話してきたテクニックは，すべて 1 秒未満で撮影される静止画像であった．X 線透視は，リアルタイムにモニター上で動画として観察でき，動く臓器の診断に役立つ．このようなものとしては，たとえば，吸気中の＿＿＿＿＿＿の下降や，収縮期の左室の＿＿＿＿＿＿がある．また，透視中は患者を斜めに向けて，各構造の重なりを避けることもできる．

23
A：PA 像
B：側面像
C：右前斜位像
D：立位 AP 像
E：背臥位 AP 像
F：右側臥位像（右側が下）

24 横隔膜
収縮

電子書籍（英語版）
動画 Video 1-1 参照

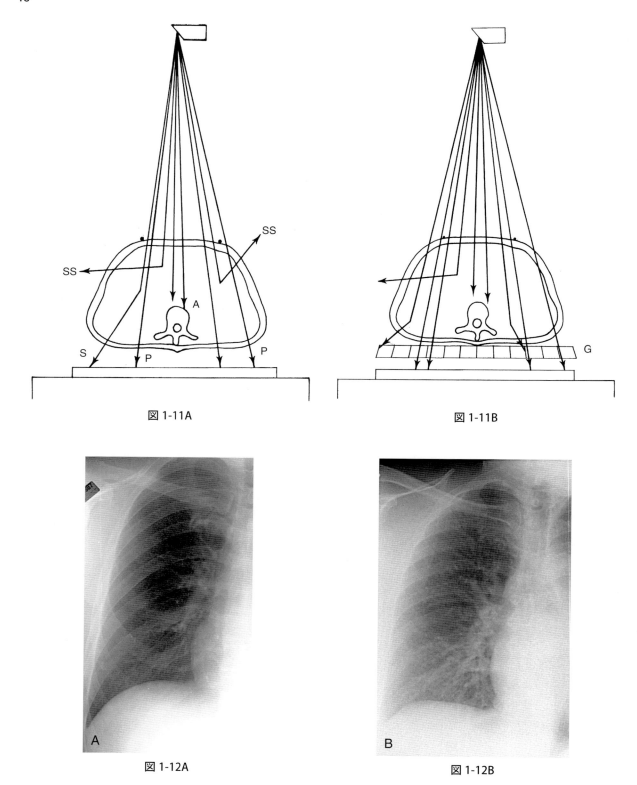

図 1-11A

図 1-11B

図 1-12A

図 1-12B

技術的な事項

X線ビームはいろいろなエネルギーのフォトンを含んでいる．X線のフォトンが患者を通過すると，あるエネルギーのものは完全に吸収され（図のA），別のものは吸収されずにX線検出器に直接，到達し（図のP），また別のものは散乱する（図のSS）．散乱したフォトンもまた，斜めにではあるが，X線検出器に到達する（図のS）（図1-11A）．吸収と透過はお互いに逆数の関係にある．各組織あるいは病変によりX線の吸収値が異なることでX線画像が作られる．空気，脂肪，軟部組織（筋肉，液体），金属（骨）の順にX線吸収値が増加する．また組織が厚くなるにつれてX線の吸収量も増える．

25 X線フォトンの吸収および透過が部位により異なることを利用してX線画像が作られる．_____X線はフィルムをランダムに感光させるため，霧がかかったようになり，画像のコントラストを低下させる．

A．直接　　　　　　　　B．散乱

25 B．散乱

図1-11Aでは画像は_____X線により作られる．

A．吸収された　B．散乱された　C．直接，透過してきた

C．直接，透過してきた

そして，_____X線により画質は低下する．

A．吸収　　　B．散乱　　　C．直接

B．散乱

26 骨のX線吸収度は，空気のX線吸収度よりも_____．

A．大きい　　　　　　　B．小さい

26 A．大きい

骨はX線を透過させ_____ので，X線不透過性であると言われる．

A．にくい　　　　　　　B．やすい

A．にくい

肺はX線を透過させやすいので，X線透過性であると言われる．
（思い出そう．吸収率は透過率の逆数である）

27 散乱線はコントラストを低下させて，画質を低下させる．グリッド（図1-11BのG）とは，帯状の金属と木を平行かつ等間隔において作った薄い大きな板状のものである．図1-11Bに示すように，木の部分は_____X線を通過させるので，X線は検出器まで到達する．

A．直接　　　　　　　　B．散乱

27 A．直接

金属の部分は_____X線の多くを吸収する．

A．直接　　　　　　　　B．散乱

B．散乱

図_____はグリッドを用いて撮影したものである．

A．1-12A　　　　　　　B．1-12B

A．1-12A
画像がより鮮明で，ノイズも少なく，コントラストも優れているため．

そのように判断した理由は？_____

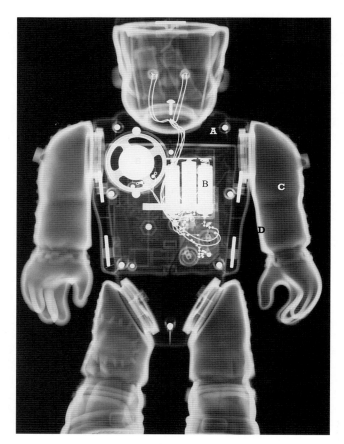

図 1-13

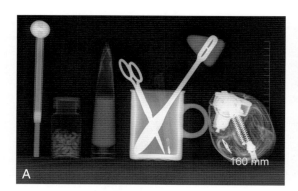

図 1-14A

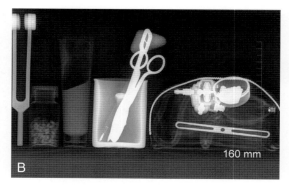

図 1-14B

1. エックス線検査の基礎

復習

i もっとも鮮明で,実際のサイズに近い画像を撮影するためにはどうすればよいだろうか？（複数回答可）．
A． 患者をできるだけX線検出器から離す．
B． X線管球をできるだけ検出器から離す．
C． デジタルX線検出器を用いて散乱線の影響を最小限にする．
D． 患者とX線検出器の両方をできるだけX線管球に近づける．

ii 下記の場合に有用な撮影テクニックは何だろうか？
A： 右側に胸水が疑われる場合　　　　　_____
B： 気管支内腫瘍に伴うエアートラッピングが疑われる場合　_____
C： 立位や坐位ができない患者において右気胸が疑われる場合　_____
D： 弾丸の破片が心臓内に疑われる場合　_____

呼気位でのPA像　　X線透視　　背臥位
右側臥位　　　　　左側臥位

iii 次の濃度は図1-13のA〜Dのどれにあたるだろうか？
A： 空気濃度　　　　　　_____
B： 金属濃度　　　　　　_____
C： 軟部組織（正面）　　_____
D： 軟部組織（辺縁）　　_____

iv 図1-13Aは，_____像である．

A． 側面　　B． 正面　　C． 側臥位　　D． 斜位

そして，_____方向の撮影である．

A． AP　　B． PA　　C． いずれともいえない

v これらは医局に置いてあった日用品のX線画像である．図1-14Aを撮影した後,すべての被写体を90度回転させて,図1-14Bを撮影した．
これらの被写体はそれぞれ何だろうか？ 右から順に答えなさい．

_____

それぞれの被写体の濃度や形態がどうしてそのようになるのか考えてみよう．

REVIEW

i B．X線管球をできるだけ検出器から離す．
こうすることで,拡大率を最小限にして,半影を小さくできる．また,患者を検出器に近づけ,さらにグリッドを使用することでも画質は向上する．

ii A： 右側臥位
B： 呼気位でのPA像あるいはX線透視
C： 左側臥位
D： X線透視：X線透視では患者の動きと移動が観察できる．

電子書籍（英語版）
動画 Video 1-1 参照

iii A： A
B： B
C： C
D： D
腕の辺縁は厚みがあるのでより濃度が高くなる．

iv B．正面

C．いずれともいえない
各構成物のサイズや位置関係がわからないため．

v 音叉；錠剤の入った小瓶；ハンドクリームのチューブ；はさみ,ペン,打腱器の入ったマグカップ；血圧計のカフ．
左右が逆になることを思い出しただろうか？

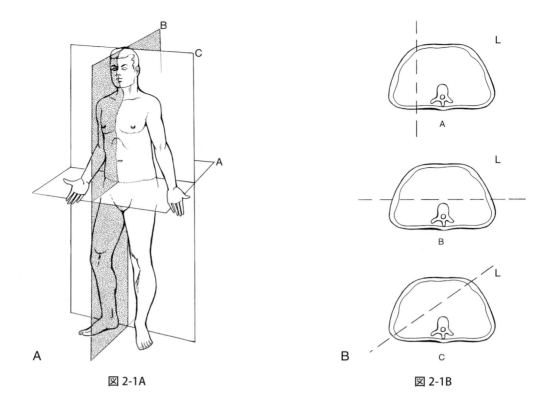

図 2-1A

図 2-1B

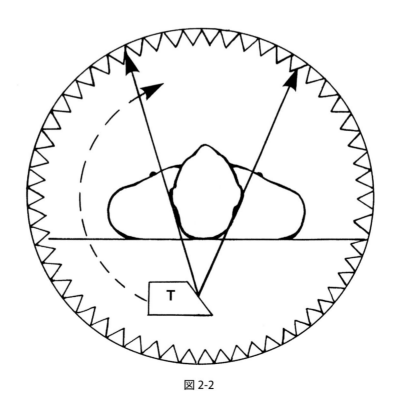

図 2-2

断層画像

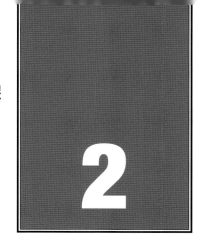

Cross-Sectional Imaging Techniques

　コンピュータ断層像(computed tomography：以下 CT)，超音波像(ultrasound：US)，磁気共鳴画像(magnetic resonance imaging：MRI) により胸部画像診断は飛躍的な進歩を遂げた．それまでの X 線撮影は，X 線ビームが透過した経路上のすべての構造を X 線フィルムあるいは検出器に投影した二次元の像であった．断層画像では，患者の体をスライスして，構造物の重なり合いなしにその中身を見ることができる．

　これらの画像は，さまざまな角度から収集されたデジタルデータをコンピュータで計算して作成される．デジタル画像では画像のコントラストや明るさを容易に変更することができる．また，断層画像では構造物を三次元的にいろいろな断面で観察することも可能である．

1 すべての断層画像では，水平断 (axial)，矢状断 (sagittal)，冠状断 (coronal)，あるいは斜位断 (oblique) を作成できる．

A．患者の長軸に垂直な断面を＿＿＿＿という．
B．患者の側面に平行な断面を＿＿＿＿という．
C．患者の前額面に平行な断面を＿＿＿＿という．
D．その他の断面はすべて＿＿＿＿である．

矢状断　　　水平断　　　斜位断　　　冠状断

図 2-1A は，水平断 (A)，矢状断 (B)，冠状断 (C) を示している．CT ではまず水平断像の画像が得られる．水平断像では患者を下から見るような視点になる．患者の左があなたの右手にあたる．図 2-1B は水平断と矢状断 (A)，冠状断 (B)，斜位断 (C) の相互関係を示している．

CT は診断上最も有用な断層画像を提供してくれる．被検者は，ガントリー内を移動する寝台にのせられる．ガントリー面内で X 線管球は患者の周りを回転しながら X 線を照射する (図 2-2)．X 線ビームはガントリー面の対側にある X 線検出器に入射する．＊…＊この X 線がカウントされ，そのデータから CT 画像が再構成されるのである（このプロセスは大変複雑なので，これ以上追及してはいけません）．

1

A．水平断 (axial)
B．矢状断 (sagital)
C．冠状断 (coronal)
D．斜位断 (oblique)

＊…＊訳注：この間，原著の約 30 words について翻訳を省略する

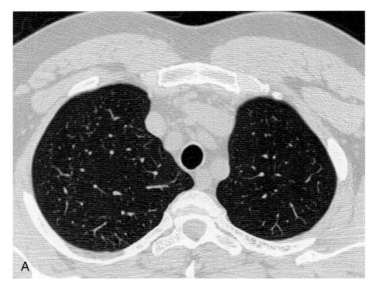

図 2-3A

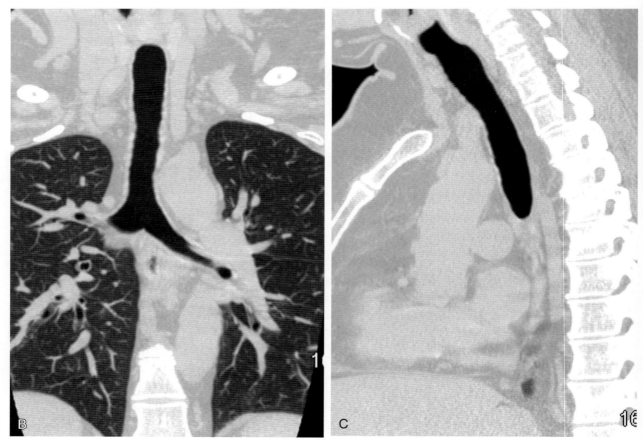

図 2-3B

図 2-3C

2. 断層画像

2 CTでは，ルーチンでは_____が作成される（図2-3A）．

A．水平断　　B．冠状断　　C．矢状断

図2-3Bは，同じデータより再構成された気管を通る_____である．

A．水平断　　B．冠状断　　C．矢状断

図2-3Cは，気管の_____である．

A．水平断　　B．冠状断　　C．矢状断

CTのコンピュータ上に存在するデジタルデータからは，それぞれの組織に応じたコントラストの画像を作成することができる．胸部では，肺の詳細を見るための「肺野条件」および縦隔の詳細を見るための「縦隔条件あるいは軟部組織条件」，骨の詳細を見るための「骨条件」の画像がルーチンで作成される*．

2 A．水平断

B．冠状断

C．矢状断

*訳注：かつては肺野条件と縦隔条件の画像を各々フィルムに焼いて読影していたが，モニター診断が主流の現在は，読影端末側で自由に明るさやコントラスト（ウィンドウ）を調整して観察できる．

3 図2-3Aは，_____を観察するために作成された水平断像である．

A．肺野　　B．縦隔　　C．骨

図2-4Aは別の患者の_____条件の画像である．

A．肺野　　B．縦隔　　C．骨

図2-4Bは3つめの画像条件，骨の詳細を観察する「骨条件」である．1人の患者で「肺野」「縦隔」「骨」それぞれの条件の画像を得るためには，患者を_____スキャンする．

A．1回　　B．2回　　C．3回

注意：設定されたウィンドウで強調されていない組織は，背景の中に埋もれることになる．

3 A．肺野

B．縦隔

A．1回

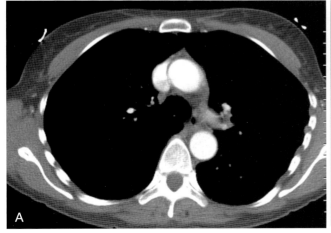

図2-4A

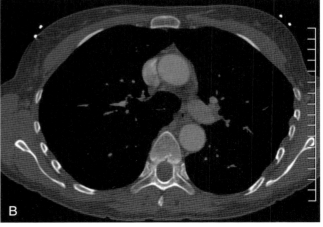

図2-4B

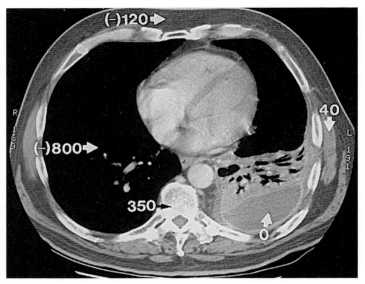

図 2-5

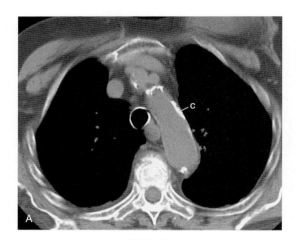

図 2-6A

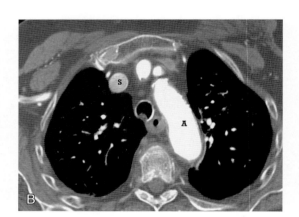

図 2-6B

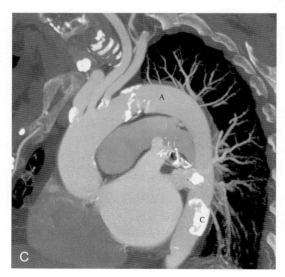

図 2-6C

| 4 | 胸部X線写真もCTもX線を利用する．CTでは，正常肺は_____であるため黒く見える． | 4 | B．X線透過性 ほとんどのX線が通過する |

A．X線不透過性　　B．X線透過性　　C．呼気状態

骨はX線をより_____ので白く見える．

A．吸収する　　　B．透過する　　　C．散乱する

A．吸収する

筋肉，水，脂肪の順にX線の透過性は増し，CTではこの順で_____なる．

A．白く　　　　　B．黒く

B．黒く

| 5 | 胸部X線写真では，4つの基本的な濃度を区別することができる．次の物質をX線吸収度の低いものから高いものへ並べてみよう． | 5 | 1．空気 2．脂肪 3．軟部組織 4．骨 |

脂肪　　　　　　　　1．（最小）
骨　　　　　　　　　2．
軟部組織　　　　　　3．
空気　　　　　　　　4．（最大）

CTは胸部X線写真よりも濃度分解能（組織のコントラスト差を見分ける能力）が優れており，筋肉，液体（血液，胆汁，浸出液），脂肪を容易に区別することができる．CTにおける濃度はHounsfield値（HU）により表される．CT装置では，水が0HUになるように設定されている．代表的なCT値は以下のようである．肺＝－800HU，脂肪＝－120～－80HU，液体＝0HU，筋肉＝＋40HU，骨＝＋350HUなど．図2-5はさまざまな組織のCT値を示している．

| 6 | CTは優れた濃度分解能を有するが，心臓，血管，縦隔構造，筋肉などは，ほぼ同様な濃度を呈する． | 6 | |

これらの濃度はおおよそ_____HUである．

A．－40　　　　　B．＋40　　　　　C．－120～－80

B．＋40

血液のX線吸収度を増加させる目的で，よくヨード造影剤が経静脈性に投与される．その結果，心臓や血管のX線吸収度は周囲の組織より_____する．

A．増加　　　　　B．減少

A．増加

そして，血液は_____なる．

A．白く　　　　　B．黒く

A．白く

図2-6Aは，縦隔条件（軟部条件）で作成された水平断のCT画像である．図2-6Bは，スキャン中に経静脈性に造影剤が投与されている．大動脈弓と上大静脈の濃度が変化しているのに注意．図2-6Cは，同じスキャンデータより左前斜位断で再構成された画像（partial MIP像）である．図2-6Aと図2-6Cにおいて大動脈壁にX線吸収値の高い石灰化（Cの部分）が観察される．石灰化と造影剤は図2-6Bでは同等の濃度であり，ほとんど区別できない．

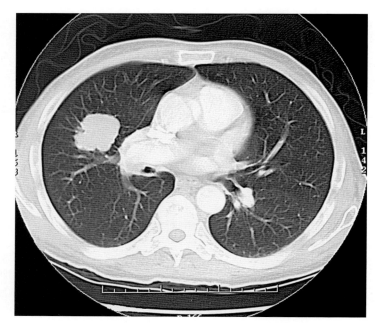

図 2-7

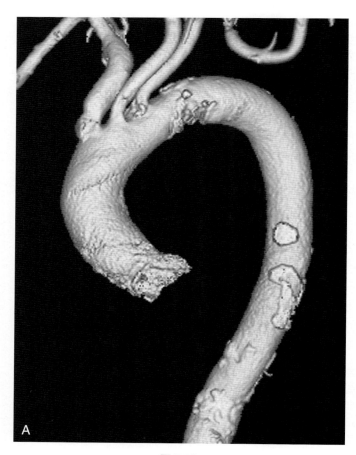

図 2-8A

2. 断層画像

7 水平断は，患者を_____から見るような向きで作成される．

A. 上方　　　　　　　　　B. 下方

すなわち，患者の右が，あなたの左手にあたる（胸部X線写真と同様である）．図2-7（肺野条件）では，_____肺は正常である．

A. 右　　　　　　　　　　B. 左

末梢にゆくほど細くなる分岐構造は_____である．

A. 肺動脈あるいは肺静脈　　B. 気管支
C. リンパ管　　　　　　　D. 気管支動脈

図2-7において，X線透過性の高い領域は空気を含む肺である．そして，右肺には腫瘍（腫瘤）が存在する．腫瘍のX線吸収度は正常肺よりも_____．

A. 大きい　　　　　　　　B. 小さい

腫瘍は_____である．

A. X線透過性　　　B. X線不透過性　　C. いずれともいえない

もとの水平断の画像データから三次元画像を作成して，構造をさまざまな角度から観察することもできる．図2-8Aは大動脈の三次元画像である．同じ大動脈の二次元の画像（図2-6C）と比べてみよう．図2-3に使用されたのと同じデータセットから胸郭（図2-8B）と心臓（図2-8C）の三次元画像を作成する．これらはあらゆる角度から観察することができる［電子書籍（英語版）の図2-1］．また，CTの濃度（HU）に対して色を割り当てて，カラー画像にすることもできる*．

7 B. 下方

B. 左

A. 肺動脈あるいは肺静脈

A. 大きい

B. X線不透過性

＊訳注：たとえば，CT値が50HUの構造に赤色，300HUの構造に黄色，-800HUの構造に青色……というように色を割り当てることによりカラー画像を作成する．

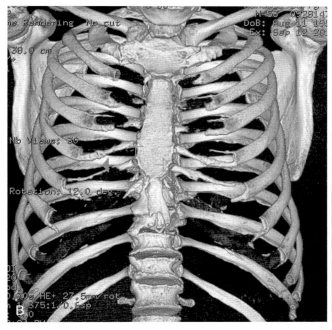

図2-8B

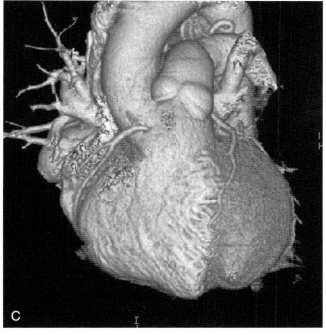

図2-8C

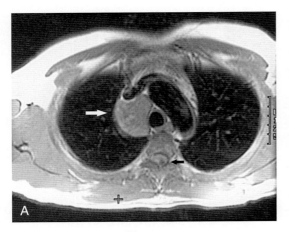

図 2-9A

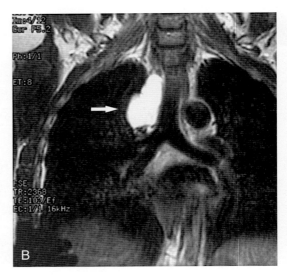

図 2-9B

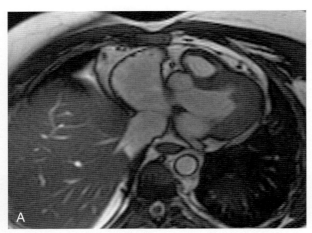

図 2-10A

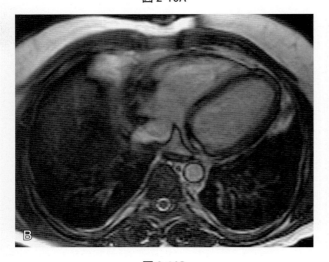

図 2-10B

31 頁の訳注

*[1] 訳注：腎機能低下患者にガドリニウム製剤を投与した場合，稀に腎性全身性線維症（Nephrogenic Systemic Fibrosis：NSF）が発生することがあり，問題となっている．

*[2] 訳注：最近，非磁性体の金属クリップ，条件付きMRI 対応ペースメーカー，除細動器などが普及してきている．

X線写真とCTは，放射線の吸収値が物質により異なることを利用して画像を作成する．MRIではまったく異なる物理特性を用いて画像を作成する．ごく簡単に説明すると，ガントリー内で高磁場の環境に置かれた患者に電磁波（ラジオ波）を加えることで，体の各組織から電磁波が放出される．その周波数や強弱に基づいて画像が作成される．ラジオ波の組み合わせ方によっていろいろな画像を作成することができる．たとえば，ある種の画像では白色として表される物質でも別の画像では黒色として表される場合もある．MRIでは1回の検査でさまざまな種類の画像を撮影し，それらの画像の情報を組み合わせて組織の種類を特定していく．一連のラジオ波の組み合わせを「パルスシーケンス」と呼ぶ．さまざまなパルスシーケンスを用いることで多種類の画像を得ることができる．画像の種類にはT1強調像やT2強調像と呼ばれるものがある．ここではT1およびT2が何を意味しているのかを勉強する必要はない．しかし，通常の液体はT2強調像では明るく（白く），T1強調像では暗く（黒く）表示されることを覚えておくと役に立つだろう．逆に，脂肪はT1強調像で明るく（白く）なる．

8 MRIにおけるグレースケール（黒，白，灰色の程度）は，X線を使った画像（たとえばCT）における濃度と対応＿＿＿＿＿． A．している　　　　　B．していない	8 B．していない
MRI画像を解釈するためにはどのような［＿＿＿＿＿］が使用されているかを把握しておく必要がある．	パルスシーケンス（コントラスト）
一般に液体は＿＿＿＿＿強調像で白く表示される． A．T1　　　　　B．T2	B．T2
図2-9AはT1強調像である．白く見えている組織は＿＿＿＿＿である． A．骨　　　B．血液　　　C．肺　　　D．脂肪	D．脂肪（乳房と皮下組織）

図2-9は，縦隔腫瘍を有する同一患者の異なるパルスシーケンスの画像を示している．図2-9AはT1強調像水平断像であり，気管右側に中間信号（すなわち灰色）の腫瘍（白矢印）が認められる．図2-9BはT2強調像の冠状断像であるが，同腫瘍は高信号（白色）を示している．このことは腫瘍が水の成分を多く含むことを示唆している．T1強調像とT2強調像において肺と気管支内がほぼ無信号（すなわち黒色）を示すことに留意してほしい．図2-9A（T1強調像）では，脊髄液（黒矢印）は低信号を示している．脂肪は図2-9A（T1強調像）では高信号を示している．

MRIには，電離放射線の被曝がない点やCT検査で使われるヨード造影剤を使用しないでよいという利点がある．MRIではガドリニウム製剤が使用されるが，ヨード造影剤と比較し副作用の発生頻度は少ない[*1]．しかしながら，MRIは，ペースメーカー，金属クリップなどの磁性体を装着した患者には禁忌である[*2]．MRIの各パルスシーケンスはいずれもそれなりの時間を要し，さらに各検査において複数のパルスシーケンスによる撮影が必要である．MRIでは多彩なパルスシーケンスを用いて画像を撮影することが可能であるため，広範な部位を検査するというよりは，特定の病変（部位）について詳細に検査するのに向いている．MRIでは磁化率効果などの影響で肺内の構造がCTほど詳細に描出されないため，肺野のイメージングにおける有用性はCTに劣る．MRIは心臓や血管解剖のイメージングに適しており，また，縦隔，脳神経領域，骨軟部領域，腹部領域などのさまざまな領域における診断上の問題を解決するのに用いられる．

9 図2-10Aと図2-10Bでは，心周期のある時相の左心室のMRI画像が示されている．左心室の収縮期は，＿＿＿＿＿である． A．図2-10A　　　　　B．図2-10B その判断の理由は何か？	9 A．図2-10A 左心室の内腔が小さく，壁も厚くなっているため．

心疾患の診断において，心臓のリアルタイム・ダイナミックMRI（シネ）が有用である［電子書籍（英語版）動画 Video 2-1］．

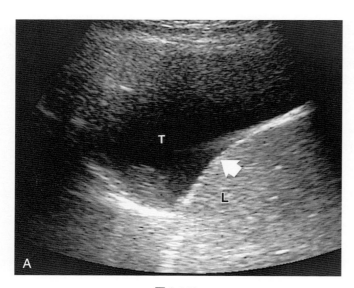

図 2-11A

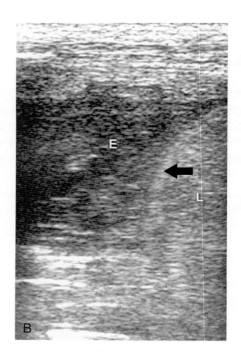

図 2-11B

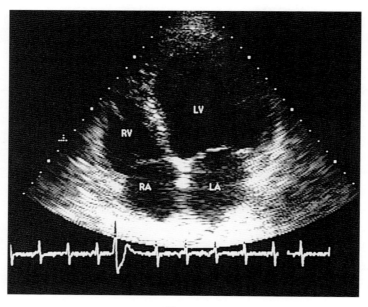

図 2-12

超音波では，探触子より体に向かって高周波の音波が照射される．これは原理的には海軍で使用されるソナーと同じものである．音波は種々の組織でそれぞれ異なる反射のされ方をする．探触子は反射された音波を検出し，これから画像が作成される．液体では超音波の反射は少なく均一な低エコー域として認められる．音波は空気や骨の内部ではほとんど伝播しない．また，骨と軟部組織の境界や空気と軟部組織の境界は音波の反射が起きやすい．空気で満たされた肺や骨は超音波で評価するのは難しい．骨と軟部組織あるいは，空気と軟部組織の境界では強い反射がおこり，しばしばアーチファクトが発生する．超音波装置は比較的安価で運搬が容易であり，胸水や心嚢水，心血管構造の評価に適している．

10 超音波は，特に＿＿＿＿の診断に有用である．

A．気胸　　B．膿胸　　C．癌

胸水（漏出液）は低エコーで＿＿＿＿に見える．

A．不均一　　B．均一　　C．強い反射

図 2-11A と図 2-11B は異なる患者の胸膜腔の超音波像である．横隔膜（矢印）が肝臓（L）と胸膜腔を仕切っている．漏出液（図 2-11A の T）と膿胸（図 2-11B の E）においてエコー輝度が異なることに注意してほしい．超音波は横隔膜の運動の評価にも有用である．

MRI および超音波は，高速で反復撮影することができる．このため，心臓の動きや血流などの動的な生理学的過程も画像化可能である．図 2-12 は心臓超音波画像であるが，心臓の 4 室が描出されている（LA＝左心房；LV＝左心室；RA＝右心房；RV＝右心室）［心臓超音波は電子書籍（英語版）動画 Video 2-2 参照］．

11 左の病態の評価に適切なモダリティーを結びつけなさい．

A：胸水　　　　　　　　MRI
B：肺気腫　　　　　　　超音波
C：心機能　　　　　　　いずれでもない
D：縦隔へ浸潤する腫瘍　いずれでもよい

10 B．膿胸

B．均一

11
A．超音波
B．いずれでもない
C．いずれでもよい
D．MRI

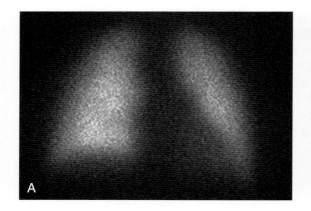

図 2-13A

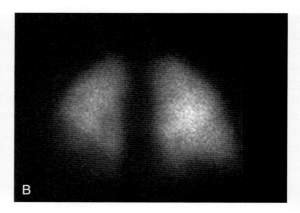

図 2-13B

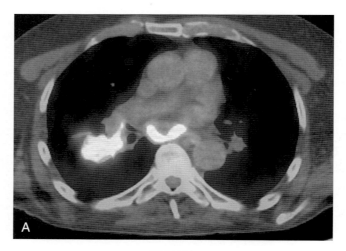

図 2-14A

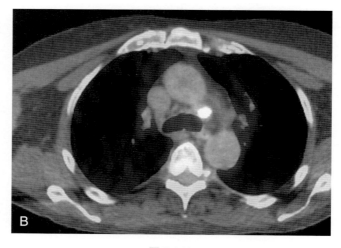

図 2-14A

胸部の画像診断に用いられるもう一つの検査手法は核医学検査である．これは必ずしも断層像というわけではないが，重要なのでここで取り上げておく．

肺血流シンチグラムは，肺の灌流を評価するのに有用である．アルブミンに放射性同位元素（テクネシウム 99m）の標識をつけて，静脈より投与する．アルブミンの凝集塊は肺の毛細血管に引っかかる．肺の上方に設置されたガンマカメラが肺の中の放射性同位元素の分布をとらえる．他の各種を用いて，肺の換気を調べることもできる．

12 図 2-13A の肺血流シンチグラムでは，放射性同位元素が肺全体に均一に分布している．中心部の放射性同位元素の欠損部分は＿＿＿＿＿のためである．

　　A．動きによるアーチファクト　　B．心臓　　C．肺

　　図 2-13B（別患者）では，＿＿＿＿＿において放射性同位元素が見られない．

　　A．右上肺野　　　　B．右中肺野　　　C．右下肺野

　　灌流が欠損する病態としてもっとも考えやすいのは＿＿＿＿＿である．

　　A．肺癌　　B．肺炎　　C．胸水　　D．肺塞栓

陽電子放射断層撮影（PET）は担体に結合した核種（通常，18F フルオロデオキシグルコース［^{18}F-FDG］）が投与される．グルコースは代謝の活性している細胞によく取り込まれる（癌，肺炎など）が，^{18}F-FDG はグルコースと構造がよく似ているためにグルコースと同様に癌や肺炎などによく取り込まれる．病変に集積した ^{18}F-FDG は，PET カメラにより明るいスポットとして検出される．PET 画像自体はぼんやりした画像なので，PET 画像と通常の CT 画像を重ねあわせることにより（PET/CT），異常な ^{18}F-FDG の集積がどのような解剖学的構造に対応しているかを示す．

13 図 2-14A と図 2-14B は PET/CT の水平断像である．
　　図 2-14A において＿＿＿＿＿に明るい腫瘍が認められる．

　　A．左上葉　　B．左下葉　　C．右上葉　　D．右中葉

　　腫瘍は，「核種に目がない」．図 2-14A と B において，核種に目がない縦隔リンパ節への転移も描出されている．

ある時，家族が集まったおりに，叔母のタツ子があなたに「X 線って本当に安全なの?」と訊ねたとしよう．これに対する簡単な答えがあるわけではないが，画像診断に使われる X 線量は一般的には個々の患者に対して安全であると考えられている．主な危険は遺伝子の損傷であり，癌の誘発である．胸部 X 線写真における被曝線量はごくごくわずかだが，CT，X 線透視，血管造影では比較的多い．MRI と超音波は放射線を使用しない．X 線の被曝線量（吸収線量）は，生涯を通じて蓄積される（これは，時がたつにつれ忘れ去られる昔の情事と異なるところである）．したがって，患者の被曝線量は最小限にしなければならない．分裂期にある細胞は放射線障害に感受性が高いので，40 歳以下の患者においては特に気をつけるべきである．患者の被曝を減らす最も良い方法は，正しい検査を行うことである．不明な点がある場合は放射線科医と相談することだ．

---

12 B．心臓　（あるいは縦隔）

C．右下肺野

D．肺塞栓（血流を遮断する）

13 C．右上葉

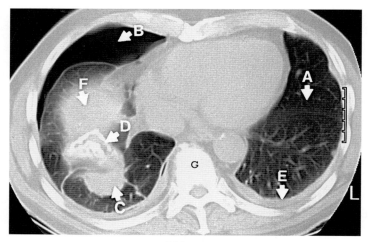

図 2-15

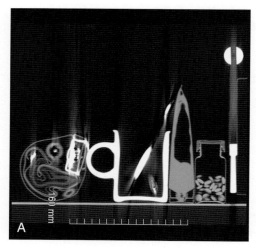

図 2-16A

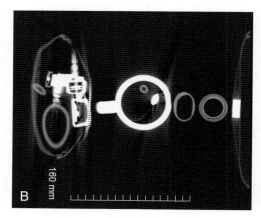

図 2-16B

復習

REVIEW

i 胸部 X 線写真では，4 つの基本的な濃度を区別することができる．それは，_____，_____，_____ そして_____ である．

次のうち濃度分解能が最も優れているのはどれか？

A．CT　　　B．X 線写真　　　C．超音波

i 空気，脂肪，軟部組織（水），金属（骨）

A．CT

---

ii 図 2-15 の肺野条件の CT 画像において，胸郭内のさまざまな濃度の構造が示されている．次の各構造はそれぞれどのような CT 値を示すだろうか．

A．正常左肺　　　　　　　+350HU 以上
B．気胸　　　　　　　　　+350HU
C．肺腫瘤　　　　　　　　+40HU
D．石灰化を伴う横隔膜　　0HU
E．胸水　　　　　　　　　−800HU
F．横隔膜ドーム　　　　　−1000HU
G．椎体

ii
A：−800HU
B：−1000HU
C：+40HU
D：+350HU
E：0HU
F：+40HU
G：+350HU 以上

---

iii 超音波では，心嚢液（漏出液）は_____ エコーに見えることが予想される．

A．均一な　　　B．不均一な

被包化された心嚢の感染巣は不均一な_____ エコーであることが予想される．

A．低　　　B．高

iii A．均一な

B．高

---

iv 図 2-16A と B はあなたが X 線写真ですでに見たことのある物体の CT の冠状断像および矢状断像である．これらの画像の見え方の違いについて，また，どうしてそのように見えるのかについて考えてみよう．図 1-14 の X 線写真（20頁）と比べ，この CT 画像では 2 つの物がなくなっているが，それは何だろうか？

iv はさみ
打腱器

---

v 下記のうち，診断に使用する放射線を最小限にしなければならないのは，どの患者だろうか？

A．小児　　　B．癌患者　　　C．妊娠している女性
D．弁護士　　E．全員

v E．全員，たとえ弁護士でも…

Godfrey Hounsfield と Allan M. McCormack は CT を開発した功績を称えられ，1979 年にノーベル生理学・医学賞を受賞している（就寝前に読むのにちょうど良い文献：The Beatles, the Nobel Prize & CT scanning of the chest. Radiologic Clinics of North America 48(1):1-7, 2010. 英語版の電子書籍に含まれているので，ぜひ読んでみてほしい）．

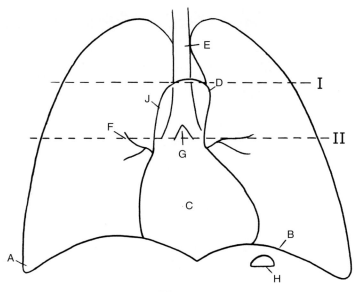

図 3-1A

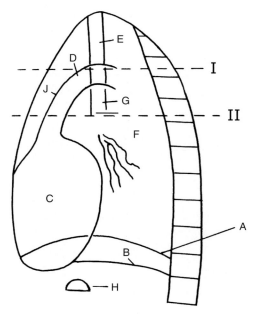

図 3-1B

正常の胸部X線写真と読影法：
プロのように読む秘訣

The Normal Chest X-Ray：Reading like the Pros

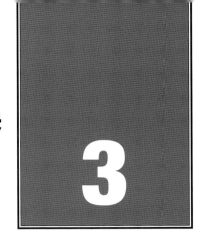

　胸部X線写真の読影のポイントは，正常解剖の十分な理解と系統立った読影である．この章では正常解剖を復習した後，すべての胸部X線写真に通用する読影手順を学ぶことにする．系統立った読影により重大な所見の見落としを減らすことができる．熟練の放射線科医でも絶対に見落としがないわけではないが，見落とす頻度はずいぶん少ない．系統立った読影を学んで，すべての症例でそれを使うようにしよう．そうすればプロのように見えるはずだ．

1　もし患者の右側と左側を区別できないなら，＿＿＿＿＿＿と言われるだろう．

　A．プロ　　　　　　　　　B．間抜け

　PA像でもAP像でも画像は，あなたが実際に患者の＿＿＿＿＿＿位置しているように表示されなければならない．

　A．正面に向かって　　B．後面に向かって　　C．2メートルの距離に

2　すでに解剖のほとんどはわかっていると思うが，胸部X線写真のPA像あるいは側面像という観点からもう一度，解剖を見直す必要がある．X線写真は投影像であり，さまざまな解剖学的構造が＿＿＿＿＿＿ことを忘れてはならない．

　A．重なり合っている　　　　　B．拡大されている
　C．不明瞭な境界を有している

　2方向すなわちPA像および側面像の画像を頭の中で組み合わせて，三次元的に解剖構造が理解できるようになろう．

3　図3-1AとBのA〜Jはそれぞれ何か？　夢の中で訊かれても答えられるぐらいしっかりと覚えよう（今，すでに夢うつつの状態かもしれないが）．

　A．＿＿＿＿＿＿　　　　　　心臓
　B．＿＿＿＿＿＿　　　　　　左横隔膜
　C．＿＿＿＿＿＿　　　　　　気管
　D．＿＿＿＿＿＿　　　　　　肋骨横隔膜角
　E．＿＿＿＿＿＿　　　　　　大動脈弓
　F．＿＿＿＿＿＿　　　　　　気管分岐部
　G．＿＿＿＿＿＿　　　　　　肺門
　H．＿＿＿＿＿＿　　　　　　胃泡
　J．＿＿＿＿＿＿　　　　　　上行大動脈

ではページをめくって，実際のX線写真で同じようにやってみよう．

1　B．間抜け

　　A．正面に向かって

2　A．重なり合っている

3
　A．肋骨横隔膜角
　B．左横隔膜
　C．心臓
　D．大動脈弓
　E．気管
　F．肺門
　G．気管分岐部
　H．胃泡
　J．上行大動脈

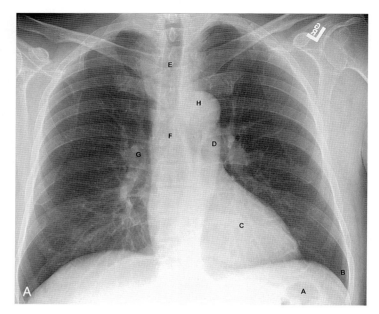

図 3-2A

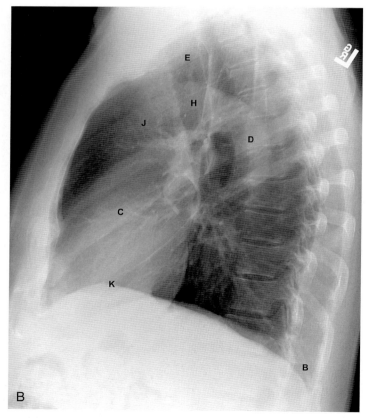

図 3-2B

4 図3-2A，Bについて，A〜Kはそれぞれ何を示しているだろうか？

A.	_____	心臓
B.	_____	下行大動脈
C.	_____	肋骨横隔膜角
D.	_____	結腸脾弯曲部内のガス
E.	_____	右横隔膜
F.	_____	大動脈弓
G.	_____	気管
H.	_____	気管分岐部
J.	_____	肺門
K.	_____	上行大動脈

4

A. 結腸脾弯曲部内のガス
B. 肋骨横隔膜角
C. 心臓
D. 下行大動脈
E. 気管
F. 気管分岐部
G. 肺門
H. 大動脈弓
J. 上行大動脈
K. 右横隔膜

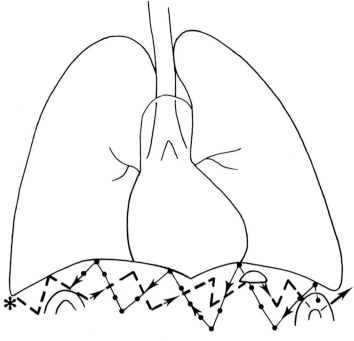

図 3-3A

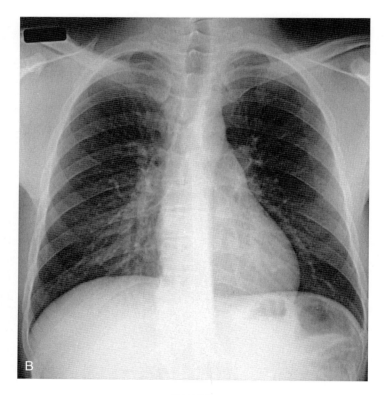

図 3-3B

3. 正常の胸部X線写真と読影法：プロのように読む秘訣　43

正確な読影を行うためには，系統立った読影をしなければならない．X線写真を見る時は（胸部でも他の領域でも）あまり関心がない領域から読み始めて，だんだん大事な領域を見るようにしよう．こうすることで，重要な所見を見逃すことが少なくなる．胸部X線写真の場合は，上腹部（Abdomen）から始めて，胸郭（骨および軟部組織）（Thorax）を見て，次に縦隔構造（Mediastinum），最後に肺というように読影を進める．それぞれの肺（Lung）を見た後で，今度は左右の肺（Lung）を比較するようにしよう．覚え方は，"Are There Many Lung Lesions？"

5 下記にあげる項目を適切な読影の順番に並べ替えよう．

A. ＿＿＿＿＿＿　　　縦隔（Mediastinum）
B. ＿＿＿＿＿＿　　　肺（一側）（Lung—unilateral）
C. ＿＿＿＿＿＿　　　腹部（Abdomen）
D. ＿＿＿＿＿＿　　　肺（両側）（Lung—bilateral）
E. ＿＿＿＿＿＿　　　胸郭（骨および軟部組織）（Thorax）

5
A. 腹部 Abdomen
B. 胸郭 Thorax（骨および軟部組織）
C. 縦隔 Mediastinum
D. 肺（一側）Lung
E. 肺（両側）Lung

腹部：
図3-3Aのように，右上腹部（＊印）より読影を始めて，何回も腹部領域をチェックしよう．空気を含む正常構造は，胃，結腸の脾弯曲部である．肝臓は常に見える．また，結腸管湾曲部と脾臓も見えることがある．

6 図3-3Bの上腹部について，それぞれ何を示しているか？

A. 心臓の直下の空気　　　　　　　肝臓
B. Aの外側の空気　　　　　　　　胃泡
C. 右横隔膜下の均一な濃度　　　　脾弯曲部（結腸）
D. 横隔膜でより高い位置にあるのは？　右横隔膜
　　　　　　　　　　　　　　　　左横隔膜
　　　　　　　　　　　　　　　　肝彎曲部

6
A. 胃泡
B. 脾弯曲部（結腸）
C. 肝臓
D. 右横隔膜

臨床のポイント
上腹部疾患（横隔膜下膿瘍，消化管穿孔，膵炎，胆嚢炎など）が，臨床的に肺病変と間違われることがある．同様に，肺底部の病変（肺炎，胸膜炎）が上腹部疾患と間違われることもある．厳しいが，これが現実である．将来，君も経験することだろう！

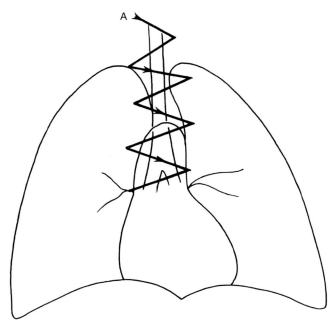

図 3-4A

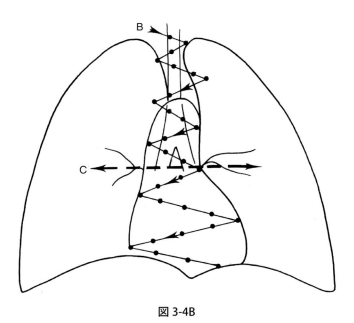

図 3-4B

3. 正常の胸部 X 線写真と読影法：プロのように読む秘訣

縦隔：
縦隔はいろいろな構造が重なり合っているので，系統立った読影はなかなか難しい．まずは縦隔の大雑把な輪郭に異常がないかどうかから始めよう（限局性あるいはびまん性の縦隔の拡大などがないかなど）．すなわち，図 3-4A と 3-4B に示すように，気管，気管分岐部（A），大動脈と心臓（B），そして肺門（C）の 3 点を観察する．

---

7 図 3-4C では，それぞれどの構造を示しているだろうか？

1. _____　　大動脈弓
2. _____　　気管分岐部
3. _____　　心臓
4. _____　　気管
5. _____　　右肺門
6. _____　　上行大動脈
7. _____　　下行大動脈

正常例では，左肺門は右肺門よりわずかに高い位置にあることを覚えておこう．ややこしいことに，右横隔膜は通常，左横隔膜よりわずかに高い位置にある．

7
1. 気管
2. 気管分岐部
3. 大動脈弓
4. 上行大動脈
5. 下行大動脈
6. 心臓
7. 右肺門

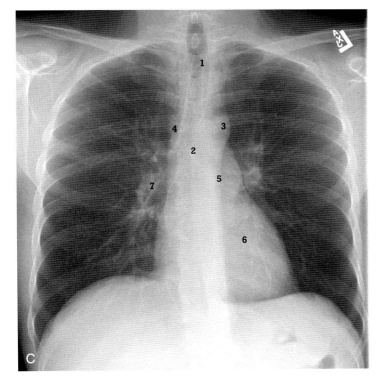

図 3-4C

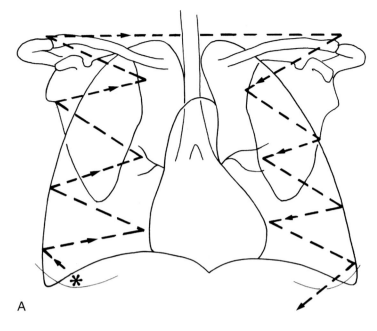

図 3-5A

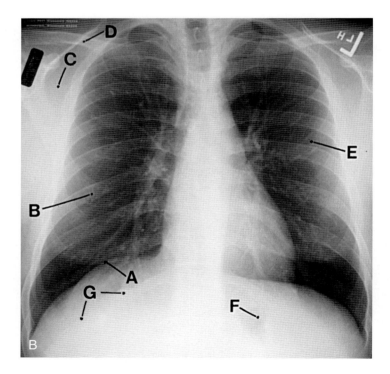

図 3-5B

胸郭：
図 3-5A のように，右肺底部から始めて，胸壁の軟部組織（筋肉，乳腺，その他），肋骨，上肢帯を順番に観察し，つぎに同じ順序で左側を上から下へ観察しよう．これらの構造は図 3-5B に示されている．後部肋骨（B）がほぼ水平方向を向くのに対して，前部肋骨（E）は外側から内側下方に向かうことに注目．

8 図 3-5B では，それぞれどの構造を示しているだろうか．

- A. _____　　　肝臓
- B. _____　　　鎖骨
- C. _____　　　乳房
- D. _____　　　前部肋骨
- E. _____　　　後部肋骨
- F. _____　　　胃泡
- G. _____　　　肩甲骨

8
- A. 乳房
- B. 後部肋骨
- C. 肩甲骨
- D. 鎖骨
- E. 前部肋骨
- F. 胃泡
- G. 肝臓

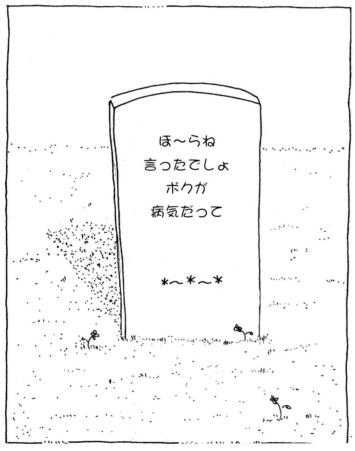

ヒポコンドリー（心気症）村の墓石
juliegoodmanstudio.com

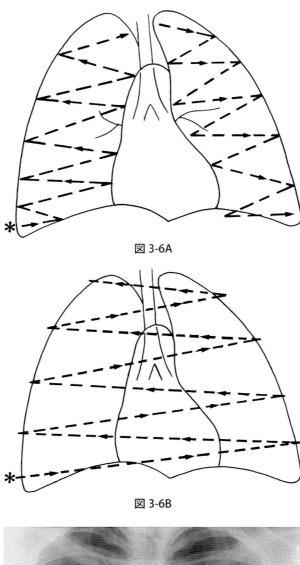

図 3-6A

図 3-6B

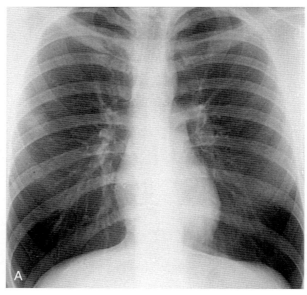

図 3-7A

3. 正常の胸部X線写真と読影法：プロのように読む秘訣　49

肺：
ほとんどの胸部X線写真は肺病変の評価のためにオーダーされるので，肺の読影は一番最後にする．肺の読影は大変重要なので二通りの方法で観察するようにしよう．まず図3-6Aのように，右の肋骨横隔膜角（＊）から始めて，左右の肺をじっくり見る．2回めは図3-6Bのように左右の肺を比較しながら見る．こうすることにより，左右の肋骨横隔膜角および肺門も2回見ることになる．早速，今学んだ方法で図3-7Aを読影してみよう．まさに Are There Many Lung Lesions？

9 図3-7Aでは，何らかの異常が見つかっただろうか？　微妙な所見があるので，左右肺をよく見比べてほしい．明らかな異常があるのだが（少なくとも著者にとっては明らかである），どこだろうか？

臨床のポイント
過去の画像と比較をすることは非常に重要である．放射線科医は可能な限り，過去の画像と比較をしている．あなたも是非そうすべきである．比較することで，新しい病変を発見できる場合もあれば，病変がどのように変化したかを評価することもできる．図3-7Bは1年前の写真であるが，病変がかろうじて認められる（矢印）．

9 右中肺野外側の第4前部肋骨に重なる部分
（この問題を楽勝だといったのはだれ？）

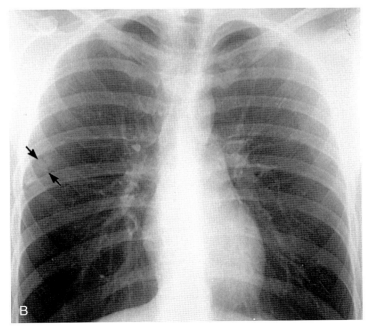

図3-7B

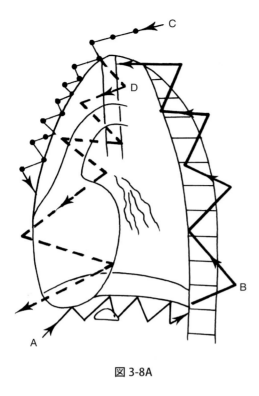

図 3-8A

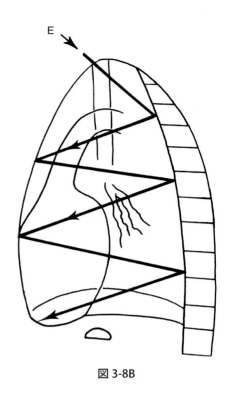

図 3-8B

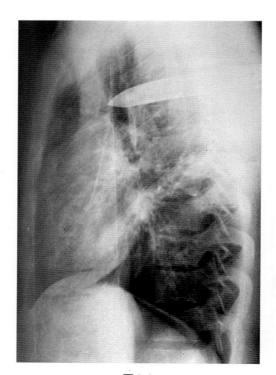

図 3-9

10 初心者は，微妙な所見はもちろん，さほど微妙でなくとも，異常を見逃しやすい．肺の読影で見落しを減らす3つの方策がある．(1) 左右の肺を各々じっくり見る，(2) ＿＿＿＿肺を見比べる，(3) 可能なら＿＿＿＿と比較する．	10 (2) 左右の (3) 過去の画像

側面像は有用であるにもかかわらず，無視されることが多い．決して側面像を無視してはならない！ 読影の進め方は正面像と同じである．図3-8Aのように，横隔膜の下から読影を始めよう(A)．軟部組織や骨をチェックしながら下部胸椎から同様に見てゆこう(B)．そしてもう一度前方へ戻ろう(C)．今度は気管から縦隔を見てゆこう(D)．最後に図3-8Bのように，ジグザグに肺と肋骨横隔膜角を見よう(E)．

11 今学んだ方法で図3-9を読影しよう．この患者は＿＿＿＿を訴えている． 　A．呼吸困難　　　B．咳嗽　　　C．背部痛 これは，＿＿＿＿＿＿＿＿＿＿＿＿＿ためである． (ナイフの刃が体の脇でなく，体内にあることを確定するには正面像も必要である．しかし，これは実際に体内に存在した症例である)	11 C．背部痛 ナイフが背中に刺さっている

側面像のみで見えうる病態としてはどのようなものがあるだろうか？ 心臓の後方あるいは横隔膜の頂上より下方の肺にある病変は側面像のみで指摘できることがある．側面像で見える後方の肋骨横隔膜角は胸膜腔の最深部である．少量の胸水は後方の肋骨横隔膜角の部位に，側面像でのみ観察できる．

12 図3-10は3日前より，咳嗽と発熱の症状を訴えている女性のPA像と側面像である．この画像では，＿＿＿＿が描出されている． 　A．胸水　　　　　　　　　B．正常肺 　C．心臓の後方の限局性陰影　D．気腫	12 C．心臓の後方の限局性陰影 この陰影はPA像ではとらえにくいが，側面像では胸椎に重なって見えている．

この写真は図1-3*と同一のものである．この問題は正解だったかな？ もし，間違えたなら，もう一度読影の進め方をおさらいしておこう．

*訳注：原著では図1-4となっている．

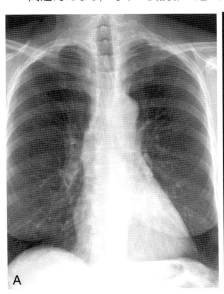
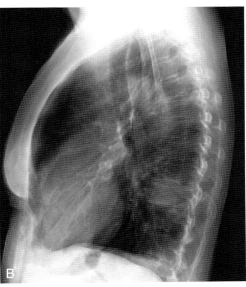

図3-10A, B

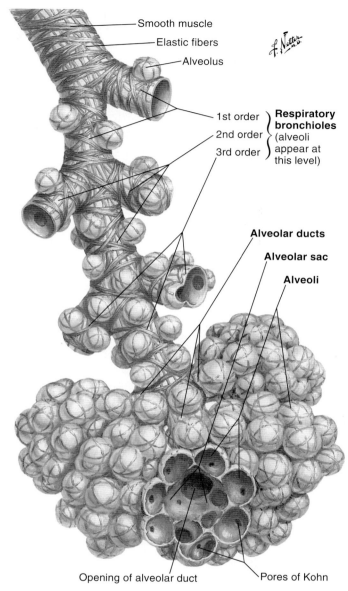

A **Structure of intrapulmonary airways**

図 3-11A

Netter illustration: www.netterimages.com©Elsevier Inc. All rights reserved

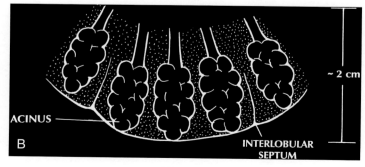

図 3-11B

| 13 | 先へ進む前に，少しだけ肺の構造に関する用語を説明しておこう．あなたはこれまでに「肺胞性病変」，「間質性病変」といった用語を聞いたことがあると思う．これらの用語は，放射線科でない医師，放射線科医を問わず，用語を厳格に用いる者を困惑させてしまう． | 13 |

ごくシンプルに言えば，肺実質は，空気を含む袋とその支持組織よりなっている．この空気を含む袋を肺胞と言う．肺胞はX線＿＿＿＿＿＿＿である．

A．透過性　　　　　　　　B．不透過性

A．透過性

図3-11Aは，肺胞の集まったものが終末細気管支周囲に配列して細葉を形成している様子を示している．さらに数個の細葉が集まって二次小葉を形成する．二次小葉は肺能上および肉眼形態上の基本単位である．図3-11Bは，それらがX線でどのように描出されるかを示している．

| 14 | 肺胞を支持しているのは，血管，リンパ管，気管支，結合組織である．これらの支持組織は，まとめて＿＿＿＿＿＿＿と呼ばれている． | 14　A．間質 |

A．間質　　　B．細気管支　　　C．細葉　　　D．胸膜

正常の胸部X線写真で見える間質は，分枝状の肺動脈と肺静脈のみである．それらは白く表示される．これらの血管は分岐を繰り返して徐々に細くなり，肺野の末梢側1/3では見えなくなる．末梢で血管陰影が見えなくなるのは，末梢において血管が存在しないためではなく，＿＿＿＿＿＿＿ためである．

A．X線透過性である
B．画像の空間分解能に限界がある
C．X線ビームに平行である

B．画像の空間分解能に限界がある

末梢では血管が非常に細くなっており，X線写真の分解能を超えている．

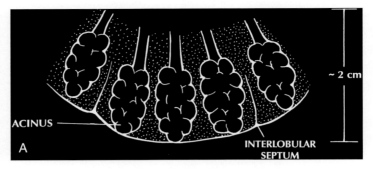

図 3-12A

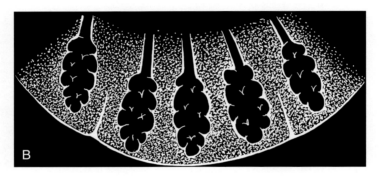

図 3-12B

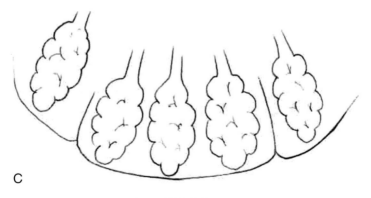

図 3-12C

15 もし間質のみに異常を来した場合，小血管周囲の間質や小葉間隔壁は_____．	**15** C．肥厚する
A．黒くなる　　B．菲薄化する　　C．肥厚する	
そして，間質は肺野末梢で_____見えるようになる．	A．明瞭に
A．明瞭に　　　　　　B．不明瞭に	
この場合，肺胞内にはほとんど病変はないので，肺の含気は保たれる（黒いままである）．	

図3-12Bは，間質が肥厚し（白く見えている），肺胞の含気が保たれている様子を示している．図3-12Aの正常像と比較してみよう．

16 肺胞が，液体や軟部組織（血液，浮腫液，粘液，腫瘍）により満たされれば，肺はX線_____になる．	**16** A．不透過性
A．不透過性　　B．透過性　　C．過剰透過性	
肺胞内の液体の増加と含気の減少に伴って，間質陰影は_____になる．	B．不明瞭に（もしくは，見えなくなる）
A．明瞭に　　　　　　B．不明瞭に	
肺野は均一な白色になる（図3-12B）．肺野に含気はない．	
図3-12Cは肺胞のあるいは気道のコンソリデーション（濃度上昇）を示している．一方，図3-12Bは_____を示している．	A．間質の肥厚
A．間質の肥厚　　　　B．肺の過剰な含気 C．肺胞内の液貯留　　D．大血管	

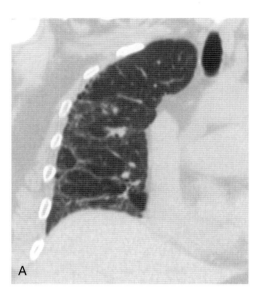

図 3-13A

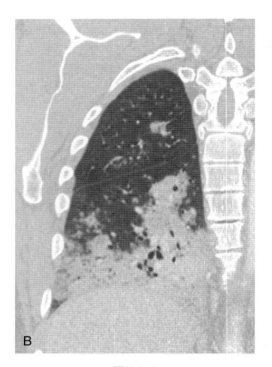

図 3-13B

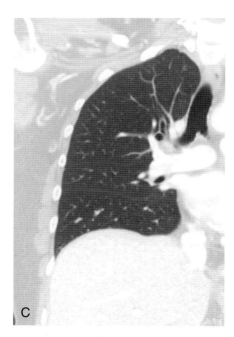

図 3-13C

図3-13Aは間質肥厚のCT像で，図3-13Bは肺胞コンソリデーションのCT像である．参考のため，図3-13C*に正常像を示しておく．
肺胞性病変，間質性病変というのはおおよそこんな感じである．かなりおおざっぱな説明ではあるが，最初はこの程度の理解で十分だろう．いつもこれらの病態パターンを念頭において，X線写真やCT画像の異常所見を評価するように心がけよう．

*訳注：原著では図3-13Aとなっているが，明らかな間違いであろう．

17 図3-11と3-12に基づいて考えよう．図3-12Aでは，肺には含気があり（黒い部分），間質はほとんど見えない．図3-12Bでは，肺胞には含気があり（黒い部分），間質は明瞭になっている（白い部分）．これに対応する間質性肺炎のX線写真は，＿＿＿＿である．

A．図3-14A　　　　B．図3-14B

その理由は？　＿＿＿＿＿＿＿＿＿＿＿＿＿＿＿＿＿＿

一方，図3-14Bでは左肺上葉に肺胞コンソリデーションを認める．

17

A．図3-14A

間質陰影の明瞭化および含気のある肺野が認められるため．

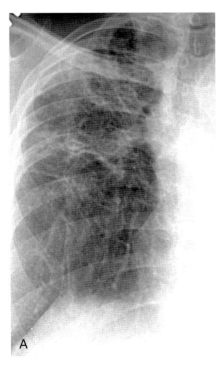

図3-14A

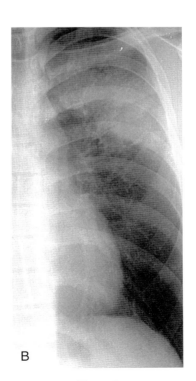

図3-14B

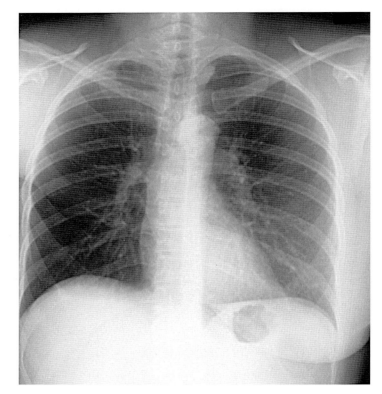

図 3-15

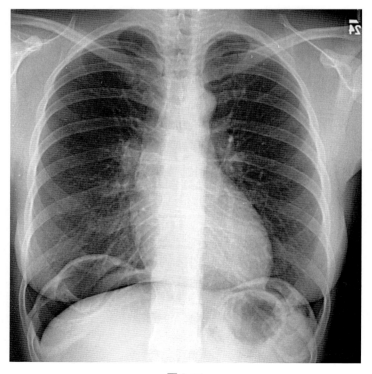

図 3-16

3. 正常の胸部 X 線写真と読影法：プロのように読む秘訣

復 習 / REVIEW

i 胸部 X 線写真を読影する順番を述べなさい．

A = _____   T = _____
M = _____   L = _____
L = _____

(Are There Many Lung Lesions?)

i
Abdomen 腹部
Thorax 胸郭（骨および軟部組織）
Mediastinum 縦隔
Lung 肺（一側）
Lung 肺（両側）

ii 図 3-15 を系統的に読影しなさい．それから，下記の質問に答えなさい．

どちらの肺野の X 線透過性が亢進しているだろうか？

A．右   B．左

左右肺野の透過性の差は何が原因だろうか？

A．間質性病変   B．肺胞性病変   C．気道閉塞
D．軟部組織の萎縮   E．右乳房切除術後

（ヒント：この症例は男性，それとも女性？）

ii
A．右（より黒くなっている）

E．右乳房切除術後
右肺野の X 線透過性が亢進している．

iii この患者の主訴は胸膜炎を疑わせるような胸痛と呼吸困難感である．図 3-16 の X 線写真を系統的に読影し，下記の設問に答えなさい．

肺野は，_____．

A．正常である   B．透過性が亢進している
C．透過性が低下している

唯一の X 線写真の異常所見は_____である．

A．胃の拡張   B．横隔膜下の遊離ガス（free air）
C．結腸の膨張   D．心拡大

この患者の痛みは，_____のためである．

iii
A．正常である

B．横隔膜下の遊離ガス (free air)

消化管の穿孔

iv 間質パターンでは，肺野は_____．

A．含気が保たれる   B．コンソリデーションを示す   C．過度に暗くなる

そして，肺紋理（間質陰影）は_____．

A．変化しない   B．菲薄化して見える   C．肥厚して見える

逆に，肺胞性パターンの場合，肺紋理（間質陰影）は不明瞭となる．これは，間質に隣接する肺胞が_____からである．

A．X 線不透過性になる   B．X 線透過性になる   C．気腫になる

iv A．含気が保たれる

C．肥厚して見える

A．X 線不透過性になる

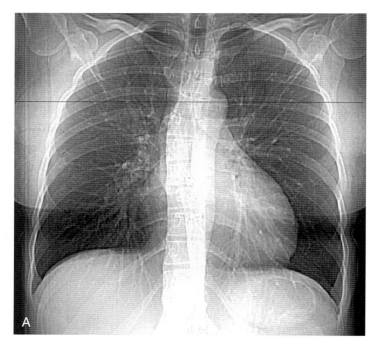

図 4-1A

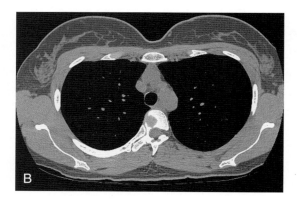

図 4-1B

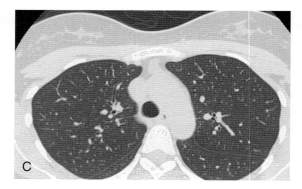

図 4-1C

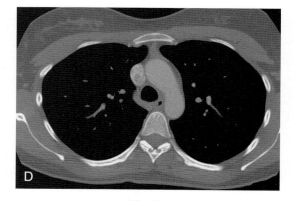

図 4-1D

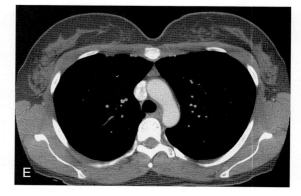

図 4-1E

胸部 CT 画像：総まとめ

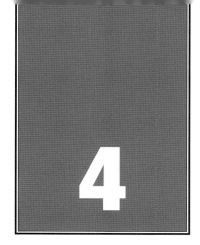

Chest CT: Putting it All Together

　胸部 X 線写真は重なりのある二次元の画像である．これまでの章では，PA 像および側面像における重なりのある解剖から三次元的な構築を理解するための学習をしてきた．CT では逆の処理を行う．CT では解剖の重なりはない．水平断像から全体像を頭の中で構築しなければならない．これまでに学んだ X 線写真の解剖学的知識は CT においても役に立つだろう．さらには，CT での解剖学的知識が X 線写真の解剖のより深い理解に役立つはずである．本章では，はじめに CT における解剖を学び，それから画像情報を統合する方法を学ぶ．

　すべての CT 検査はスカウト画像*の撮影から始まる．スカウト像は胸部 X 線写真と同様の平面への投影像であり，低品質の X 線写真のように見える．モニター上で水平断像をめくると，スカウト像上のラインがそれに伴って移動する．そのラインの位置から見ている水平断像のレベルがわかる．図 4-1A を見れば，図 4-1B〜図 4-1E の水平断像が大動脈弓のレベルで撮影されたものであることがわかる．

*訳注：スカウト画像とは CT において撮影範囲を決めるために最初に撮影する画像のことである．トポグラム，スキャノグラムとも呼ばれる．

1
(a) 肺野を観察するのに最適なのは図 4-1＿＿＿＿である．
(b) 縦隔を観察するのに最適なのは図 4-1＿＿＿＿と図 4-1＿＿＿＿である．
(c) 骨を観察するのに最適なのは図 4-1＿＿＿＿である．
　　B　　　　C　　　　D　　　　E

2 図 4-1B と図 4-1E は縦隔条件である．＿＿＿＿では経静脈性造影剤が投与されている．
　A．図 4-1B　　　　B．図 4-1E

その判断の理由は？

3 縦隔の読影から始めよう．＿＿＿＿方が解剖の理解は容易である．
　A．経静脈性造影剤を使用した　　B．経静脈性造影剤を使用しない
　C．骨条件の

1
(a) C
(b) B と E
(c) D

2 B．図 4-1E

血管が白いため（造影剤は X 線吸収度が大きい）．

3 A．経静脈性造影剤を使用した

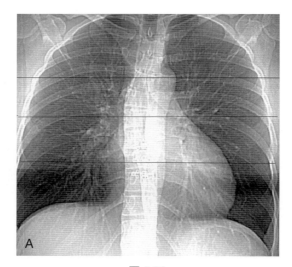

図 4-2A

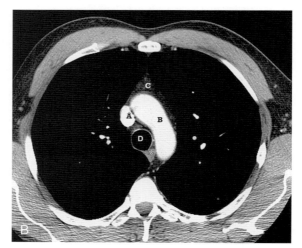

図 4-2B

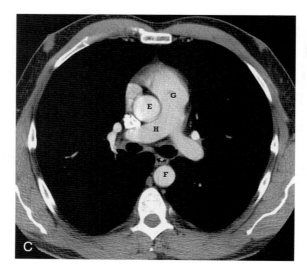

図 4-2C

4 これより，経静脈性造影剤を投与した CT の画像解剖について学習していく．図 4-2A は，＿＿＿＿＿＿＿と呼ばれるものである．

3 本のラインはそれぞれ図 4-2B, 4-2C, 4-2D のスキャンレベルを示している．それぞれ何を示しているだろうか？

A. ＿＿＿＿＿＿＿　気管
B. ＿＿＿＿＿＿＿　右心室
C. ＿＿＿＿＿＿＿　左心室
D. ＿＿＿＿＿＿＿　右肺動脈
E. ＿＿＿＿＿＿＿　肺動脈幹
F. ＿＿＿＿＿＿＿　胸腺
G. ＿＿＿＿＿＿＿　上大静脈
H. ＿＿＿＿＿＿＿　大動脈弓
I. ＿＿＿＿＿＿＿　下行大動脈
J. ＿＿＿＿＿＿＿　食道
*. ＿＿＿＿＿＿＿　上行大動脈

4 スカウト像

A. 上大静脈
B. 大動脈弓
C. 胸腺
D. 気管
E. 上行大動脈
F. 下行大動脈
G. 肺動脈幹
H. 右肺動脈
I. 左心室
J. 右心室
*. 食道

5 胸腺は上行大動脈の前方にある三角形の軟部組織である．40 歳を過ぎると，胸腺は＿＿＿＿＿＿＿に変成していく．

5 脂肪

図 4-2D の縦隔条件では胸膜および心膜も観察できる．胸膜は胸腔を覆う非常に薄い白い線として見られる（背側の矢印）．心膜は心臓を取り囲む 2 層の脂肪の間に位置する（腹側の矢印）．正常例では，CT 上，胸腔内に液貯留を認めることはないが，心嚢液は認めることもある．

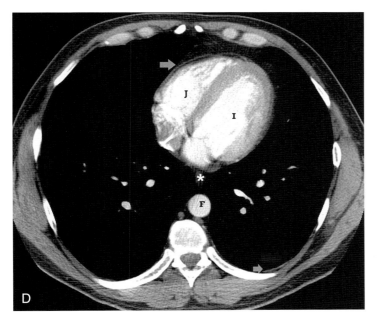

図 4-2D

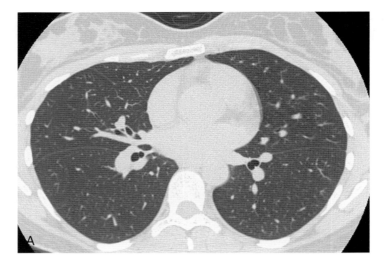

図 4-3A

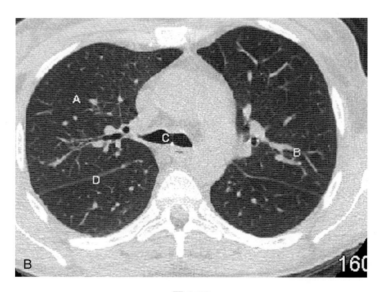

図 4-3B

6 図 4-3A は肺野条件である．解剖は容易である．	**6** A. 肺動静脈
A. 白い分岐する線状の陰影は_____である．	B. 気管，気管支
B. 辺縁が白く，内部が黒色の管状の構造は_____である．	

　　大葉間裂　　　気管，気管支　　　肺動静脈　　　気管支動静脈

図 4-3A の肺門部から左右対称性に伸びる細い白い線状の構造は大葉間裂である．それらは，各肺葉を包む胸膜によって構成されている．

7 CT 画像が血管あるいは気管支に対して垂直な場合，それらは_____描出される．

A. 丸く　　B. 線状に　　C. 球状に　　D. 管状に

7 A. 丸く

8 血管と血管の間の領域は肺実質である．肺はほとんどが_____である．

A. 軟部組織　　B. 水　　C. 空気

8 C. 空気

肺は X 線を_____．

A. 透過しない　　B. 透過する

B. 透過する

したがって，正常の肺は_____表示される．

A. 黒く　　B. 白く

A. 黒く

9 図 4-3B は，気管分岐レベルの CT 画像（肺野条件）である．それぞれ何を示しているだろうか？

A. _____　　大葉間裂
B. _____　　肺動脈あるいは肺静脈
C. _____　　右主気管支
D. _____　　正常肺実質

9
A. 正常肺実質
B. 肺動脈あるいは肺静脈
C. 右主気管支
D. 大葉間裂

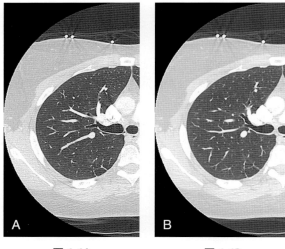

図 4-4A　　　　　　図 4-4B

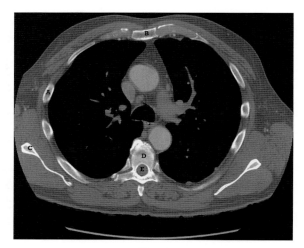

図 4-5

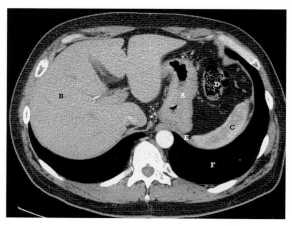

図 4-6

高分解能 CT（High-resolution CT）：
微細な間質性肺疾患を評価する目的で，肺野の詳細を最大限に観察するための 2 つの技術がある．ひとつは，2.5 mm あるいは 5 mm といった通常のスライス厚のかわりに，1～1.25 mm などのより薄いスライス厚の画像を作製するものである．そうすることで隣接する他の組織との重なりがさらに少なくなり，それらと平均化される割合が減少する．もう一つは，境界を強調するような画像再構成アルゴリズムを適用するものである．

10 図 4-4A と図 4-4B は同一の解剖を表している．
高分解能 CT 画像は，_____ である．

   A．図 4-4A   B．図 4-4B

高分解能の画像にするため，スライス厚は_____ に設定している．

   A．1.25mm   B．2.5mm   C．5mm

画像は，境界を強調するようなアルゴリズムを用いて再構成されている．図 4-4B は，2.5mm のスライス厚で，標準のアルゴリズムで再構成されている．精細さが異なることに注目しよう．

10 A．図 4-4A
（詳細が描出されており，画質も鮮明）

   A．1.25mm

11 小テスト：CT における組織濃度
   A．肺　　＝ _____HU　　　−800
   B．液体　＝ _____HU　　　−40
   C．肝臓　＝ _____HU　　　0
   D．骨　　＝ _____HU　　　+40
   E．筋肉　＝ _____HU　　　+350
                          +800

11
   A．−800
   B．0
   C．+40*
（*訳注：正確には+50～60HU）
   D．+350
   E．+40

12 肋骨の全体像を追うのは少々難しい．なぜなら，肋骨はスライス面に対して斜めに走行しているからである．逆に，それ以外の骨の場合は比較的容易である．図 4-5（骨条件）において，それぞれどの骨を示しているだろうか．
   A．_____　　　椎体
   B．_____　　　肋骨
   C．_____　　　肩甲骨
   D．_____　　　胸骨
   E．_____　　　脊柱管

12
   A．肋骨
   B．胸骨
   C．肩甲骨
   D．椎体
   E．脊柱管

13 縦隔条件においては肺底部から横隔膜のレベルの画像で上腹部を観察することができる（図 4-6）．これは，もらっても嬉しくないボーナスのようなものであるが，しばしば有用なことがある．それぞれ何を示しているだろうか．
   A．_____　　　肝臓
   B．_____　　　結腸脾弯曲部
   C．_____　　　胃
   D．_____　　　横隔膜
   E．_____　　　左下葉（肺）
   F．_____　　　脾臓

13
   A．胃
   B．肝臓
   C．脾臓
   D．結腸脾弯曲部
   E．横隔膜
   F．左下葉（肺）

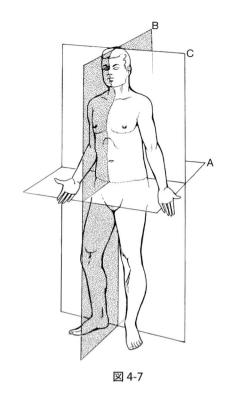

図 4-7

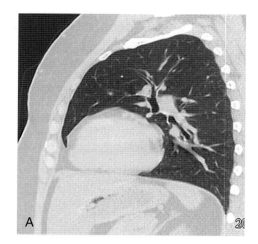

図 4-8A

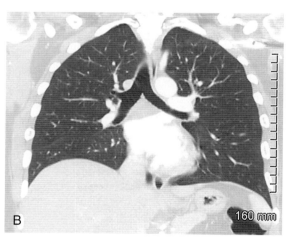

図 4-8B

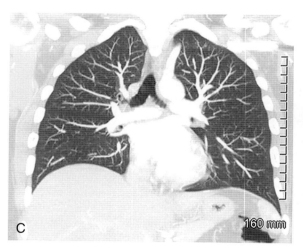

図 4-8C

14 ハイエンドの CT 撮影装置を用いれば，水平断像から任意の方向の画像を作製することができ，胸腔内の解剖をさまざまな視点から観察することができる．図 4-7 を見よう．

断面 A は，_____像である．
A．水平断　　　B．矢状断　　　C．冠状断

断面 B は，_____像である．
A．水平断　　　B．矢状断　　　C．冠状断

断面 C は，_____像である．
A．水平断　　　B．矢状断　　　C．冠状断

14

A．水平断

B．矢状断

C．冠状断

15 図 4-8A は肺野条件の CT 画像である．

この画像は，_____像である．
A．水平断　　　B．矢状断　　　C．冠状断

図 4-8A は，左心，肺血管，気管支を通る正中より左側よりの矢状断像（傍矢状断像）である．

15

B．矢状断
（正中を通らない矢状断像を傍矢状断像ということがある）

16 図 4-8B も肺野条件の CT 画像である．

この画像は，_____像である．
A．水平断　　　B．矢状断　　　C．冠状断

この断面は，_____を含んでいる．
A．上行大動脈　B．肺実質のみ　C．左右の心室　D．気管分岐部

16

C．冠状断

D．気管分岐部

17 図 4-8C は，最大輝度投影法（MIP：maximum intensity projection）画像である．図 4-8B と図 4-8C との見え方の違いは何だろう？

これらの見え方が異なるのは，画像のスライスが厚い（8mm と 1.25 mm）ためと血管や骨のような高吸収な構造のみを強調する画像処理が施されているためである．

17 図 4-8C の方が，血管がよく見える．

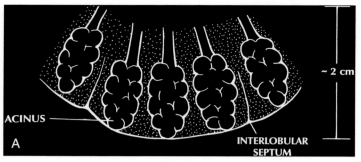

図 4-9A

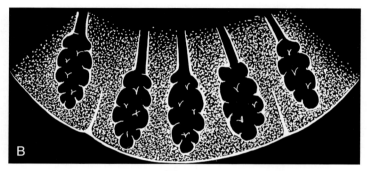

図 4-9B

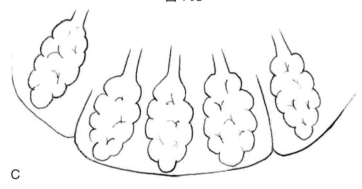

図 4-9C

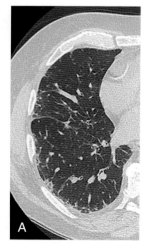

図 4-10A

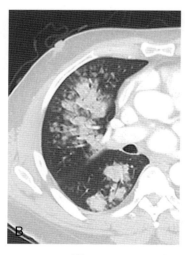

図 4-10B

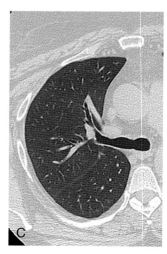

図 4-10C

第3章では肺胞性病変と間質性病変のX線写真での見え方について学んだ．
図4-9Aは正常であり，細い白い線の中に黒い部分がある．図4-9Bは間質の肥厚を示しており，太い白い線の中に黒い部分がある．図4-9Cは肺胞のコンソリデーションを示しており，あらゆる構造は白いコンソリデーション内に隠れてしまう．

18 図4-10Aと4-10Bを見てみよう．図＿＿＿＿は，間質の肥厚を表している．

　A．4-10A　　　　　　　　　B．4-10B

肺胞*には含気があるが，間質が肥厚しているために＿＿＿＿になっていることに注意しよう．

　A．X線不透過　　　　　　　B．X線透過

18 B．4-10A*

＊訳注：原著では4-10Bとなっているが，正解は4-10Aである．

　A．X線不透過

＊訳注：原著ではacini (alveoli)［細葉（肺胞）］と表記されているが，肺胞がより適切と判断した．

19 図4-10Aともっとも関連があるのは間質性病変の模式図＿＿＿＿である．

　A．4-9A　　　　　B．4-9B　　　　　C．4-9C

また，図4-9Cと図4-10Bは肺胞性病変もしくはコンソリデーションを表している．図4-10Cは比較のための正常像である．

19 B．4-9B

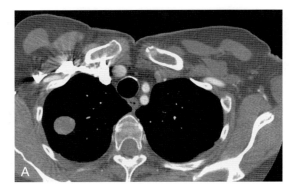

図 4-11A

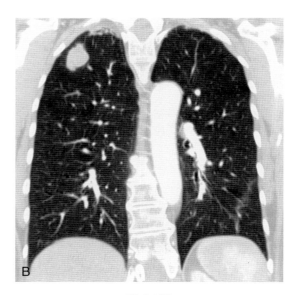

図 4-11B

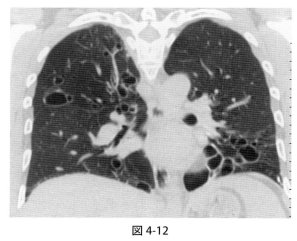

図 4-12

4. 胸部 CT 画像：総まとめ

復習

i 図 4-11A，4-11B について当てはまるものはどれか？

- A. 冠状断像 _____ 図 4-11A
- B. 水平断像 _____ 図 4-11B
- C. 矢状断像 _____ 両方
- D. 肺野条件 _____ いずれでもない

ii 図 4-11A，4-11B について答えなさい．

_____ 葉に限局性の陰影を認める．

- A. 右上
- B. 左上

それは，_____ コンソリデーションの一例である．

- A. 肺胞性
- B. 間質性

この画像所見からどのような疾患が考えられるか？
- (a) 患者が 20 歳男性で 3 日前から咳をしている場合 _____
- (b) 患者が 68 歳男性で 5 週前より咳が続いている場合 _____

- A. 肺癌
- B. 細菌性肺炎
- C. 間質の線維化
- D. 過敏性反応

臨床のポイント：
いくつかの疾患は似たような画像所見を呈する．正しい診断に至るためには，臨床的な知識も不可欠である．

iii 今まで取り上げてきた疾患はすべて肺の濃度上昇の原因となるものであった．しかし，いくつかの疾患においては，肺の濃度は低下する．図 4-12 はどうだろうか？ これは_____の症例である．

- A. 間質性肺炎
- B. 喘息
- C. 多発囊胞
- D. 正常例で特に深い吸気の状態

この章の追加の内容が電子書籍（英語版）に含まれています．

REVIEW

i
- A. 図 4-11B
- B. 図 4-11A
- C. いずれでもない
- D. 図 4-11B

ii

A. 右上

A. 肺胞性

(a) B. 細菌性肺炎
(b) A. 肺癌

iii C. 多発囊胞

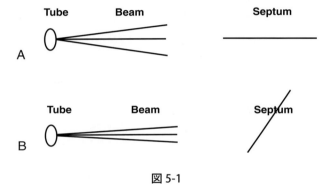

図 5-1

肺葉の解剖

Lobar Anatomy

肺の虚脱や肺疾患のパターンを理解するためには，肺葉および肺区域の解剖に精通することが必要である．肺葉や肺区域に一致した病変分布を示す疾患もあればそうでない疾患もある．肺葉の解剖に精通することは，気管支鏡，外科手術，放射線治療，体位ドレナージの計画を行う上でも重要である．

1　胸郭の内側は_____胸膜に裏打ちされている．
　一方，各肺葉は_____胸膜に覆われている．

　A．胸郭　　　B．肺　　　C．臓側　　　D．壁側

　臓側胸膜と壁側胸膜の間の空間は，胸膜腔と呼ばれる．

2　肺葉と肺葉の間は，2枚の_____胸膜が接して存在し，葉間裂と呼ばれる．

　A．胸郭　　　B．肺　　　C．臓側　　　D．壁側

　臓側胸膜の厚みは1mm以下であり，胸部X線写真で葉間裂を見たければ，X線ビームを葉間裂と平行に入射する必要がある．もし，X線ビームを葉間裂に_____に入射したら，胸部X線写真では葉間裂は見えない（複数選択可）．

　A．平行　　　　　B．垂直　　　　　C．斜め

3　図5-1Aにおいて，X線ビームは葉間裂に_____である．

　A．垂直　　　　　　　B．平行

　この場合，葉間裂は胸部X線写真で_____．

　A．見える　　　　　　B．見えない

　図5-1Bでは，X線ビームは臓側胸膜面に_____であり，葉間裂は見えない．

　A．垂直　　　　　B．平行　　　　　C．斜め

1　D．壁側
　C．臓側

2　C．臓側

　B．垂直　あるいは　C．斜め

3　B．平行

　A．見える

　C．斜め

2つの肺葉が隣接する表面を境界する臓側胸膜は隔壁を形成し，それは肺葉を分割する．2つの隣り合う臓側胸膜の間隙は葉間裂である．定義がわかったかな？　葉間裂は狭いスペースである．隔壁は肺葉を分けるものである．例としては，鼻中隔や裂肛などが挙がる．確信が持てないようであれば，触診してみよう．
胸部領域では，裂と隔壁という2つの用語は，しばしば区別されずに同じ意味で使用されるが，たいていは「葉間裂」という用語が使用されている．

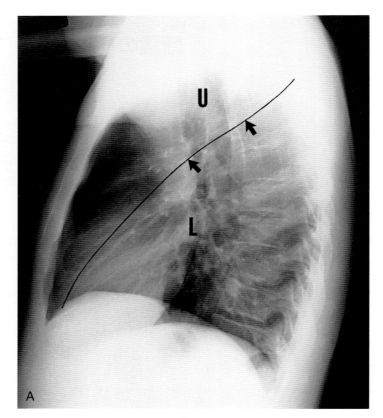

図 5-2A

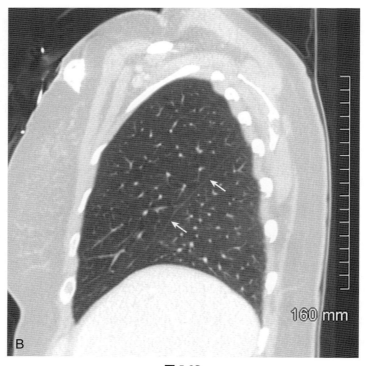

図 5-2B

5. 肺葉の解剖

4 ここで解剖学的知識を確認しておこう．

左右肺のいずれの方が小さいか？ ＿＿＿＿＿＿＿
A．右　　　　　　　　B．左

右肺は，＿＿＿＿＿＿＿の肺葉を有し，左肺は2つの肺葉を有する．
A．1つ　　B．2つ　　C．3つ　　D．4つ

右肺の肺葉の名前を挙げよう．＿＿＿＿＿，＿＿＿＿＿と＿＿＿＿＿．
A．上葉　　　　　B．前葉　　　　C．後葉
D．中葉　　　　　E．下葉

左肺の肺葉の名前を挙げよう．＿＿＿＿＿と＿＿＿＿＿．
A．上葉　　　　　B．前葉　　　　C．後葉
D．中葉　　　　　E．下葉

トリビア：
犬の肺はいくつの葉に分かれているだろうか？
答え：六葉．右肺は，前葉，中葉，後葉，副葉の4つ，左肺は，前葉と後葉の2つ．

4

B．左
左側には心臓があるから．

C．3つ

A．上葉，D．中葉，E．下葉

A．上葉，E．下葉
舌区は左上葉の一部である．

5 図5-2Aは，左肺が＿＿＿＿＿＿（矢印）によって上葉（U）と下葉（L）に分けられていることを示している（複数選択可）．
A．大葉間裂　　B．小葉間裂　　C．斜裂　　D．垂直裂

大葉間裂（印刷では描出しにくいため，便宜上，黒線でなぞってある）は，側面像でのみX線ビームに＿＿＿＿＿＿になる．
A．垂直　　B．平行　　C．斜め

大葉間裂は，正面像（PA像）で観察＿＿＿＿＿＿である．
A．可能　　　　　　　B．不可能

図5-2Bは，CTの矢状断再構成画像であり，左肺の大葉間裂が表示されている（矢印）．

大葉間裂は，おおよそ第5胸椎背側部分より前下方の横隔膜に向かい，前胸壁からわずか背側寄りの部位に終わる（図5-2Aと5-2B）．

5 A．大葉間裂，C．斜裂
（言い方が異なるだけで同じものを指している）

B．平行

B．不可能

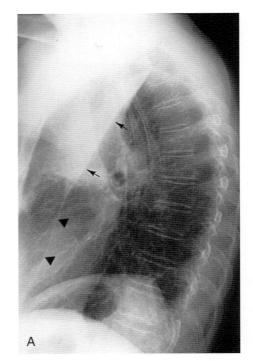

図 5-3A

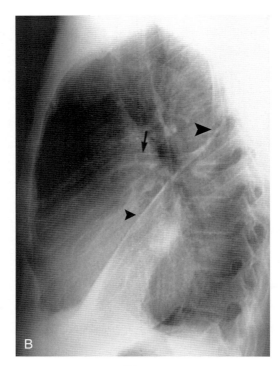

図 5-3B

| 6 | 大葉間裂（斜裂）は，胸部 X 線写真正面像では描出されない．なぜなら，_____である． | 6 | B．X 線ビームに平行でないから |

A． しばしば解剖学的に欠損しているから
B． X 線ビームに平行でないから
C． 肺組織と同じ X 線吸収度だから
D． X 線透過性だから

| 7 | 右肺では，大葉間裂は，右上葉および中葉を_____と隔てる． | 7 | A．右下葉 |

A． 右下葉　　　　B． 舌区　　　　C． 前葉

左肺では，大葉間裂は，_____と_____とを隔てる．

A． 左上葉　　B． 舌区　　C． 左下葉　　D． 左中葉

A．左上葉；C．左下葉
舌区は左上葉の一部である．

図 5-3A に示されているとおり，正常の葉間裂は細い白い線（空気に取り囲まれた 2 枚の臓側胸膜）として認められる（矢頭）．ただし，これには 2 つの例外がある．
1. 肺葉全体に浸潤影が広がっている場合は，葉間裂は浸潤影の辺縁となる．図 5-3A では，葉間裂の下方部分は下葉に含気があるために線状影として認められるが，上方部分は上葉の浸潤影あるいは含気の消失のため上葉の境界線となっている（矢印）．
2. 葉間裂内に液体が入り込むと，葉間裂は肥厚して見える．図 5-3B において，大葉間裂（矢頭）が肥厚しているのに対して，小葉間裂（矢印）は正常であることに注目しよう．

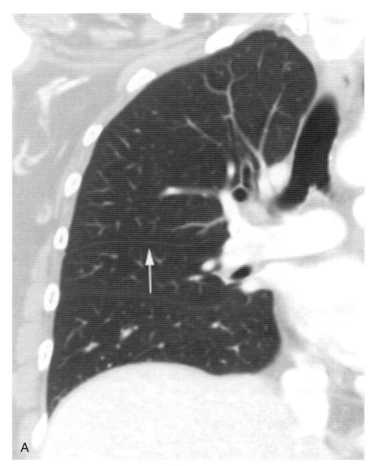

図 5-4A

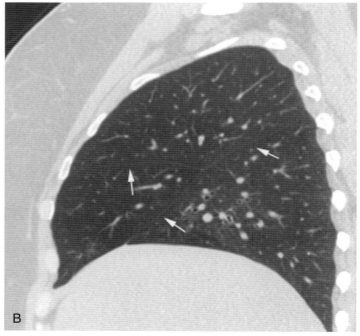

図 5-4B

8 小葉間裂（水平裂）は，右中葉と_____を隔てる．	8 A．右上葉
A．右上葉　　　　　　　　B．右下葉	
患者が立位の場合，通常，小葉間裂は水平となる．すなわち，小葉間裂は床に対して_____となる．	A．水平
A．水平　　　B．垂直　　　C．斜め	
したがって，小葉間裂は_____見ることができる（図 5-4A，5-4B）．	C．正面像と側面像の両方で
A．正面像で　　　　　　　B．側面像で C．正面像と側面像の両方で	
9 多くの患者では，小葉間裂は完全に水平でなく，小葉間裂の前方部分ないし小葉間裂全体がやや下に傾いているかあるいは弯曲している．この場合，小葉間裂は_____方向の撮影でのみ認識できる．	9 A．側面
A．側面　　B．正面　　C．背臥位　　D．側臥位	

少々混乱するかもしれないが，数パーセントの患者では，左肺舌区と上葉の間に左小葉間裂が存在することも覚えておいてほしい．

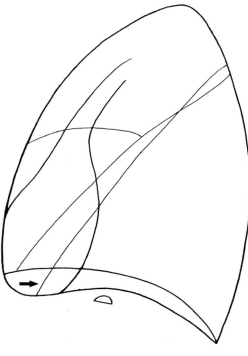

図 5-5

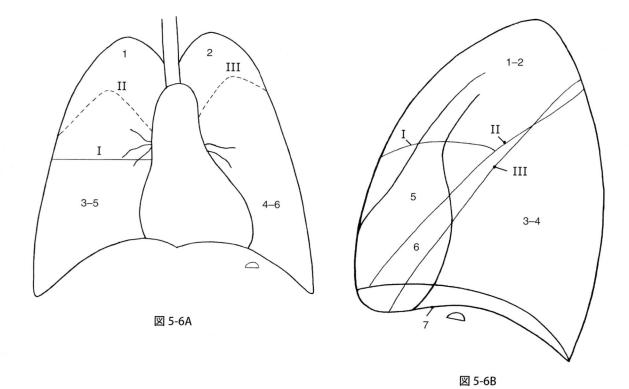

図 5-6A

図 5-6B

10 側面像（図5-5）では，小葉間裂は背側で_____から始まっている．

　　A．左大葉間裂　B．右大葉間裂　C．水平裂　　D．小葉間裂

そして，胸壁の_____で終わる．

　　A．前方部分　　B．側方部分　　C．後方部分

この小葉間裂（水平裂）と大葉間裂との関係性は，側面像において左右の大葉間裂を区別するのにしばしば役立つのである．

上述の方法だけでは，側面像で左右の大葉間裂を区別するのは難しいかもしれない．実はもっとシンプルな方法がある．左の大葉間裂の前方は，左横隔膜の上方で終わる（これは苦もなく覚えられるだろう）（図5-5，矢印）．左横隔膜は通常，右横隔膜より低い位置にあり，また左横隔膜の直下には胃泡が存在する．また左横隔膜の前方は心臓に接しているので不明瞭となる．

11 図5-6A，5-6Bにおいて，以下の葉間裂は何か？

　　I ＝ _____　　A．左大葉間裂
　　II ＝ _____　　B．右大葉間裂
　　III ＝ _____　　C．小葉間裂

12 葉間裂の解剖がわかれば，肺葉の解剖もわかるだろう．図5-6A，5-6Bにおいて，下記の構造は何か？

　　1と2 ＝ _____　　A．右中葉
　　3と5 ＝ _____　　B．舌区
　　3と4 ＝ _____　　C．左横隔膜
　　5 ＝ _____　　D．上葉
　　6 ＝ _____　　E．右中下葉
　　7 ＝ _____　　F．下葉
　　　　　　　　　　　　　　　G．右横隔膜

注意

胸部X線写真正面像（図5-6A）において，下葉の上縁は大動脈弓のレベルにあることに注目しよう（点線）．下葉の上方部分（上下葉区，S6）は肺門より高いレベルに存在する．

---

10 B．右大葉間裂

　　A．前方部分

11
　I　C．小葉間裂
　II　B．右大葉間裂
　III　A．左大葉間裂

12
　1と2　D．上葉
　3と5　E．右中下葉
　3と4　F．下葉
　5　　A．右中葉
　6　　B．舌区
　7　　C．左横隔膜

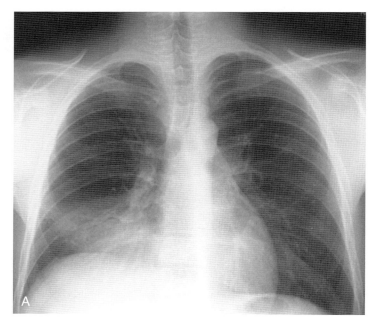

図 5-7A

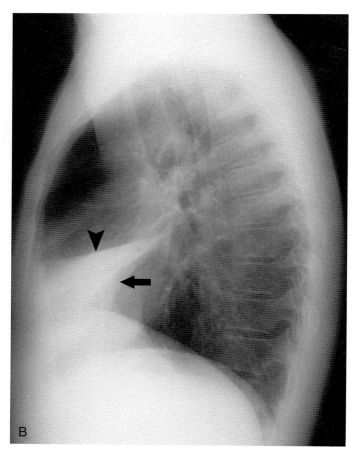

図 5-7B

13 図 5-7A，5-7B において，_____が認められる．

A．肺胞性コンソリデーション　　B．間質の肥厚
C．肺気腫

その病変は，_____に存在する．

A．右上葉　　　　　B．右中葉　　　　　C．右下葉

大葉間裂（矢印）は右中葉の_____の境界となっている．

A．上方　　　　　B．後方　　　　　C．前方

右中葉の上方の境界は小葉間裂（矢頭）であり，後方の境界は大葉間裂（矢印）である．

臨床のポイント：
高濃度の肺胞コンソリデーションはしばしば感染に起因する．大葉性肺炎は，肺炎球菌あるいはクレブシエラ（肺炎桿菌）といった細菌によって起こることが多い．また，マイコプラズマやレジオネラ肺炎でも大葉性の浸潤影が見られることがある．

13 A．肺胞性コンソリデーション

B．右中葉

B．後方

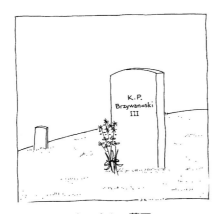

セール！　墓石
お名前が K. P. Brzywanoski 三世とおっしゃる方には超お買い得！！
(juliegoodmanstudio.com)

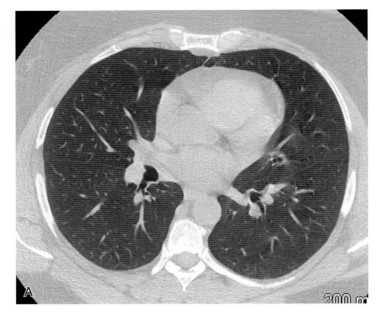

図 5-8A

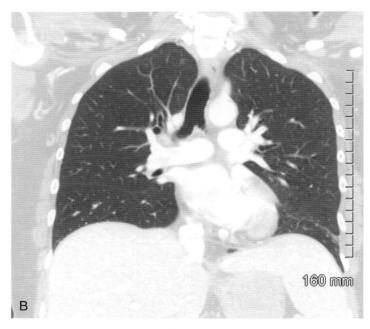

図 5-8B

14 CTでは，大葉間裂は，＿＿＿＿と＿＿＿＿でよく見える．

A．水平断像　　B．矢状断像　　C．冠状断像　　D．斜位像

また，小葉間裂は，＿＿＿＿と＿＿＿＿でよく見える．

A．水平断像　　B．矢状断像　　C．冠状断像　　D．斜位像

図 5-8 は CT 画像における葉間裂を表している．

14 A．水平断像，B．矢状断像

B．矢状断像，C．冠状断像

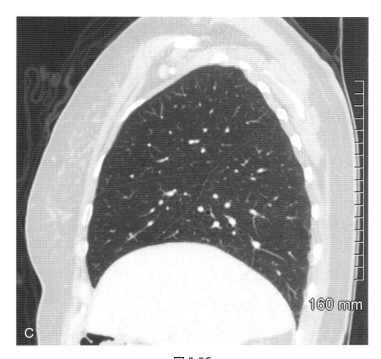

図 5-8C

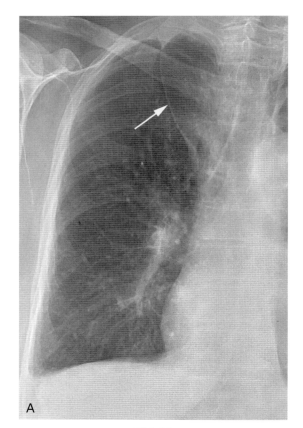

図 5-9A

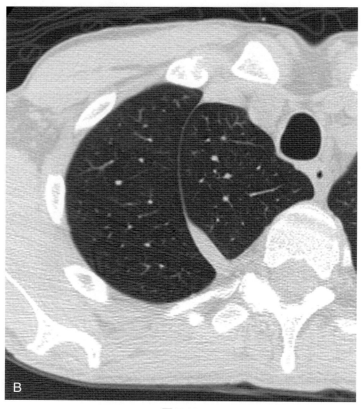

図 5-9B

15 他の葉間裂としては，どのようなものがあるだろうか．正常者においてときに副葉間裂が見られることがあり，3種類のパターンがある．奇静脈裂（図5-9A）は，奇静脈の発達異常により生じるものである．この場合，奇静脈は上葉の内側部分を走行し，臓側および壁側胸膜を引き込み，右上葉を二分する．奇静脈葉とは，＿＿＿＿＿＿（矢印）によって区分された右上葉の内側部分（縦隔寄りの部分）をいう． A．臓側胸膜　　B．壁側胸膜　　C．奇静脈裂　　D．小葉間裂 図5-9Bは，奇静脈裂と奇静脈葉のCT画像である．	**15** C．奇静脈裂
16 奇静脈裂によって区分される＿＿＿＿＿葉の内側部分の大きさはさまざまである． 奇静脈葉の臨床的重要性は＿＿＿＿＿＿．とはいえ，興味深いものではある． A．大きい　　　　B．ほとんどない　　　C．まったくない	**16** 右上 B．ほとんどない

4人の医者がカモ猟に出かけた．カモが飛んできた時に内科医は「カモのように見えるし，カモのニオイがするし，鳴き声もカモのようだが，ぜひ別の医師の意見も聞きたい」と言い，内科医が準備している間にカモは飛び去ってしまった．放射線科医は「カモのように見えるし，カモのニオイがするし，鳴き声もカモのようだが，ぜひ別の方向からも見たい」と言い，放射線科医が準備している間にやはりカモは飛び去ってしまった．外科医はまず射撃して，「えっ，自分が撃ったのは何だったんだ？」と言った．病理医は「それらはカモと考えられるが，もっと多くの組織が必要だ」と言った．

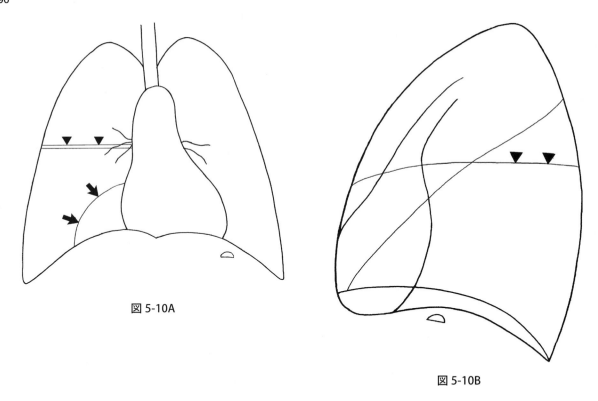

図 5-10A

図 5-10B

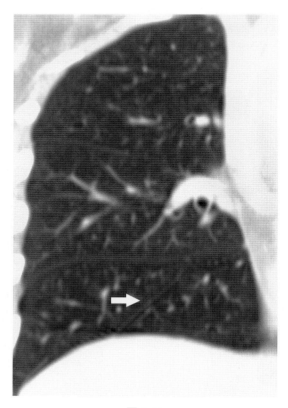

図 5-11

図 5-10A と 5-10B は，他の副葉間裂を表している．下副葉間裂（矢印）と上副葉間裂（矢頭）である．下副葉間裂は，奇静脈裂と同様，矢状断面内に存在する．そして，上副葉間裂は，小葉間裂とほぼ同一面内で，小葉間裂の後方に位置している．図 5-11 は，下副葉間裂の CT の冠状断再構成画像である（矢印）．

17 どの撮影で葉間裂が見られるか確認しておこう．

  A. 大葉間裂 _____   PA 像
  B. 小葉間裂 _____   側面像
  C. 奇静脈裂 _____   どちらでも
  D. 下副葉間裂 _____   いずれでもない
  E. 上副葉間裂 _____

胸部 X 線写真を見たら，必ず葉間裂をチェックする習慣をつけること．葉間裂は，すべての患者において見えるわけではないが，病変の部位を同定するのに役立つ．葉間裂の偏位は，肺葉虚脱の最も信頼できるサインである．

17
  A. 側面像
  B. どちらでも
  C. PA 像
  D. PA 像
  E. どちらでも

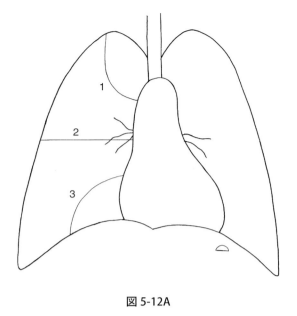

図 5-12A

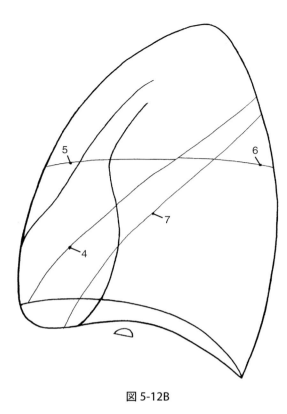

図 5-12B

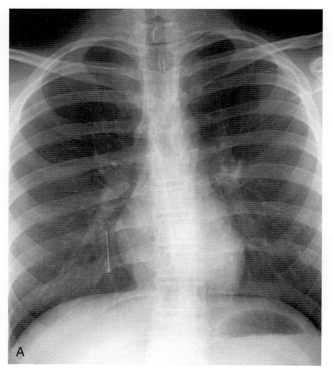

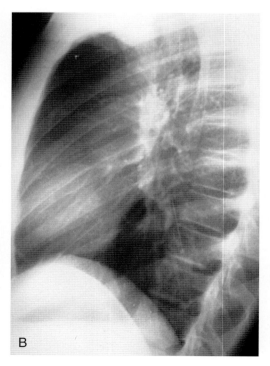

図 5-13A 図 5-13B

復習

i 図 5-12A，5-12B において，それぞれの葉間裂の名前を言いなさい．

(1) _____ 　　　　　　　　　小葉間裂
(2) _____ あるいは _____ 　奇静脈裂
(3) _____ 　　　　　　　　　上副葉間裂
(4) _____ 　　　　　　　　　左大葉間裂
(5) _____ 　　　　　　　　　右大葉間裂
(6) _____ 　　　　　　　　　下副葉間裂
(7) _____

ii 胸部正面像および側面像のどちらでも認識可能な葉間裂を答えなさい．

_____ と _____

それはなぜか？ _____

iii ある仕立屋がうっかり間違って何かを飲み込んでしまった．図 5-13A および 5-13B をよく見て，質問に答えよう．

彼女は，_____ を飲み込んだ．

A．待ち針　　B．縫い針　　C．ボタン　　D．ホック

それは，どの肺葉にあるか？ _____

A．右上葉　　B．右中葉　　C．右下葉　　D．奇静脈葉

---

i
(1) 奇静脈裂
(2) 小葉間裂，上副葉間裂
(3) 下副葉間裂
(4) 右大葉間裂
(5) 小葉間裂
(6) 上副葉間裂
(7) 左大葉間裂

ii 小葉間裂，上副葉間裂

正面像，側面像のいずれにおいても，葉間面と X 線ビームが平行となるから．

iii

A．待ち針

C．右下葉

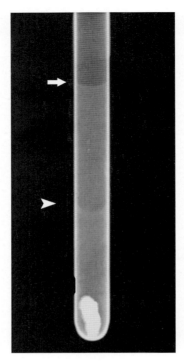

図 6-1

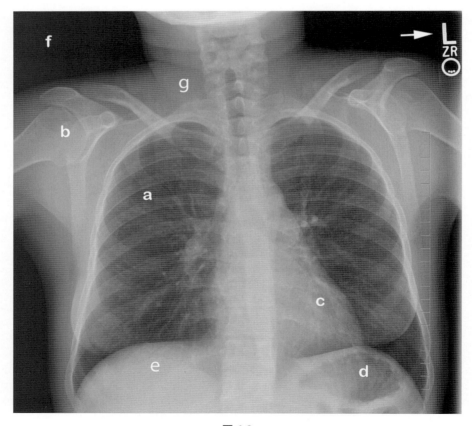

図 6-2

シルエットサイン

The Silhouette Sign

肺のある部分のX線吸収度が増すと（たとえば，肺胞性パターン，コンソリデーション，水濃度，含気低下などを示す場合），それに隣接する構造の見え方も変わる．このことは肺内の病変の検出や部位の特定に応用できる．本章では，病変がどの肺葉に存在するかによって，隣接する臓器の見え方がどのように変わるのかを解説する．

1 X線写真は，基本的に4つのX線吸収度からなっている．低いものから順に並べると，空気，_____，_____，そして_____である．

　A．軟部組織（水）　　B．脂肪　　C．金属（骨）

1 B．脂肪，A．軟部組織（水），C．金属（骨）

図 6-1 では，試験管の中に，上から順に，空気，油（脂肪），水，金属が入っている．体内で金属濃度を示すものはカルシウム（骨）である．X線吸収度の異なる物質が接する境界線はいずれも明瞭であることに注目してほしい（矢印＝空気と脂肪の境界面．矢頭＝脂肪と水の境界面）．

2 解剖学的構造はそれぞれX線吸収度が異なるので，X線写真上で異なる構造として区別することができる．いわば，上記4つのX線吸収度（濃度）が存在するおかげで，放射線科医の仕事が成り立つのである．図 6-2 の正常のX線像（PA像）の各部位の濃度を答えなさい（筋肉と筋の間の脂肪層はほとんど見ることはできない）．

a．_____　　空気
b．_____　　水（軟部組織）
c．_____　　金属（骨）
d．_____
e．_____
f．_____
g．_____
→ _____

2

a．空気（肺）
b．金属（骨）
c．水（心臓）
d．空気（胃泡）
e．水（肝臓）
f．空気（体外の空気）
g．水（筋肉）
→ 金属（鉛のマーカー）

図 6-2 において，心臓，大動脈，横隔膜の上面は明瞭な輪郭を示している．これは，これらの構造がいずれも水のX線吸収度（濃度）であり，それぞれ空気の濃度である肺に接しているからである．胃壁の内側の輪郭が明瞭に見えているのも，胃内の空気が軟部組織である胃壁と接しているためである．一方で，胃の外側の輪郭は他の軟部組織に接しているため見ることができない．また，肝臓と右横隔膜下面も分離しては見えない．やはり，いずれの構造も軟部組織の濃度であるためである．

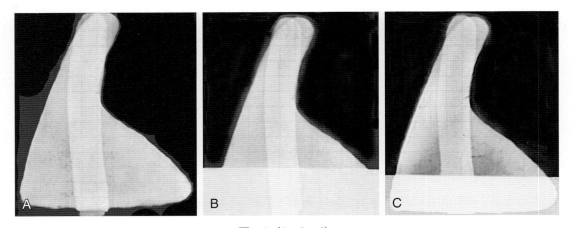

図 6-3（A, B, C）
Dr. E. Martinez, Prescott, Arizona のご厚意による

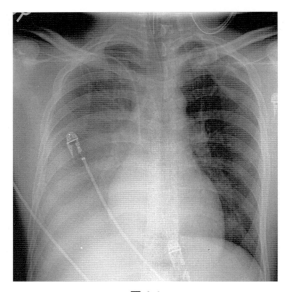

図 6-4

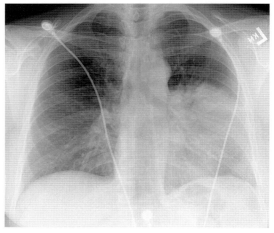

図 6-5

心臓，大動脈，血液は，肝臓，脾臓，筋肉などと同様に，軟部組織のX線吸収度である．また含気のない肺も軟部組織のX線吸収度である．同じX線吸収度の構造が直接接している場合は，X線写真上，両者を区別することができない．このように正常構造のシルエット（輪郭）が消えてしまう現象をシルエットサインと呼ぶ．

3 この概念をさらに確実なものにしよう．図6-3は，心臓と大動脈の模型を3通りの状態でX線撮影したものである．図6-3Aでは，心臓と上行大動脈を前方の空の容器に入れ，さらに下行大動脈を別の空の容器に入れて，はじめの容器の後方に置いている．これらの境界は明瞭である．図6-3Bでは，手前の容器に少量の水が注いである．図6-3Cでは，手前の容器の水を除いて，後方の容器に水を移している．

図6-3A _____
図6-3B _____
図6-3C _____

a. 心臓と大動脈の輪郭がともに見える
b. 心臓は見えるが，大動脈は見えない
c. 心臓は見えないが，大動脈は見える
d. いずれも見えない

3
図6-3A
  a. 心臓と大動脈の輪郭がともに見える
図6-3B
  c. 心臓は見えないが，大動脈は見える
図6-3C
  b. 心臓は見えるが，大動脈は見えない

4 図6-3Cにおいて，大動脈下方の輪郭は見えない．これは_____からである．ところで，「シルエットサイン」という用語は，あまりしっくりこないかもしれない．「大動脈のシルエット（サイン）が見える」という表現を考えてみよう．これは「大動脈が見えない」ということを意味しているのである．まあ，理屈っぽい話はこれぐらいにしておこう！

4 大動脈が空気ではなく，水と接している

図6-4においては，左横隔膜の輪郭は見えるが，右横隔膜は見えない．右横隔膜に接する右下葉にコンソリデーションがある（含気がない）ためである．これがシルエットサインである．一方で，心臓の右側の辺縁は認められる．これはまだ含気のある右中葉の肺に接しているためである．心臓の左側の辺縁は正常である．

5 図6-4において，_____のX線濃度を有する気管は，_____の濃度を有する縦隔と区別することが可能である．

A. 空気　　B. 脂肪　　C. 水（軟部組織）　　D. 金属

5 A. 空気
C. 水（軟部組織）

肝臓と横隔膜とは区別することができない．これは，いずれも_____の濃度を有しており，それらが直接接しているからである．左横隔膜の上面の輪郭が見えるのはそれが_____と隣接しているからである．

A. 空気　　B. 脂肪　　C. 水（軟部組織）　　D. 金属

C. 水（軟部組織）
A. 空気

6 図6-5ではどの構造が見えているか答えなさい（複数選択可）．

A. 右横隔膜　　B. 心臓の右側境界　　C. 左横隔膜
D. 心臓の左側境界　　E. 下行大動脈

6 A. 右横隔膜；B. 心臓の右側境界；C. 左横隔膜；E. 下行大動脈

心臓の左側の輪郭が見えない．接する2つの領域のX線吸収度_____，その境界線をX線写真で見ることはできない．

A. が同じ場合　　B. が異なる場合　　C. に関わらず

A. が同じ場合

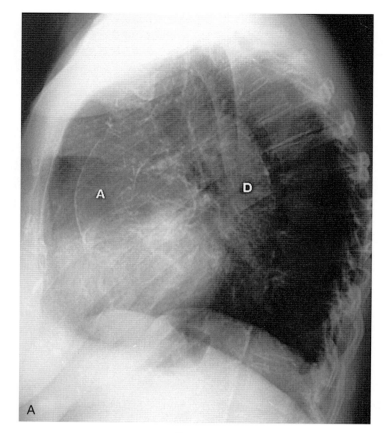

図 6-6A

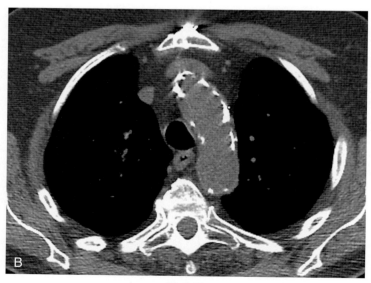

図 6-6B

7 シルエットサインがどのようなものか，理解できたと思う．では，実際にシルエットサインをどのように使うのか？ シルエットサインは，病変を発見したり，病変の部位を特定するのに役立つ．胸郭内の構造物の正常な位置を知っていれば，病変部位を正確に認識することができる．

心臓と上行大動脈は_____に位置している．

A. 前方　　　　　B. 後方　　　　　C. 中央

それに対して，下行大動脈は_____に位置している．

A. 前方　　　　　B. 後方　　　　　C. 中央

大動脈弓は，中縦隔を____の____より，____の____に走行する．

A. 前方　　　B. 後方　　　C. 右側　　　D. 左側

7

A. 前方

B. 後方

C. 右側；A. 前方
D. 左側；B. 後方

図 6-6A に示す側面像では，動脈硬化性変化の強い（壁の石灰化を有する）大動脈が描出されている．心臓と上行大動脈（A）は前方に位置し，下行大動脈（D）は後方に位置している．図 6-6B は，大動脈弓レベルの非造影 CT 像である．大動脈弓が右前方より左後方に走行しているのがわかる．図 6-6C は造影 CT である．注意：大動脈壁の石灰化陰影は図 6-6A と 6-6B では明瞭に見えている．これは石灰化が大動脈より高濃度であるためである．図 6-6C では石灰化は造影された大動脈と同等の濃度であるため，見ることができない．

8 側面像では正常なシルエットサインも認められる．図 6-6A において，横隔膜面は，後方では左右ともに認められるが，前方では片方しか認められない．

心臓が____横隔膜上に接して存在することから，この横隔膜の腹側部分が不明瞭になっているのである．

A. 右　　　　　　B. 左

一方，右横隔膜は，前方の心臓に重なっている部分でも輪郭を追うことができる．右横隔膜では，全体が空気と接しているためである．

この所見は臨床においてどのように役立つだろうか？

8

B. 左

側面像において横隔膜の左右を見分けるのに役立つ．

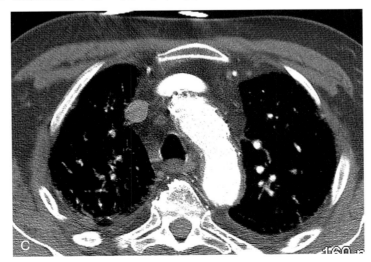

図 6-6C

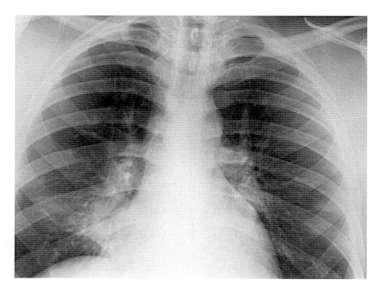

図 6-7

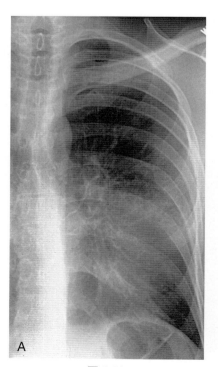

図 6-8A

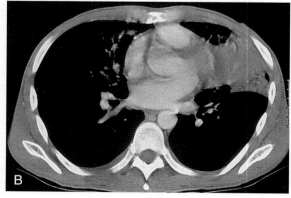

図 6-8B

6. シルエットサイン

9 これまでのところをまとめてみよう．下記の構造物はどこに位置するか？．

　A．心臓右縁　　　　　　　　　前方
　B．下行大動脈　　　　　　　　後方
　C．心臓の左縁　　　　　　　　中央
　D．上行大動脈
　E．大動脈弓

9
A．前方
B．後方
C．前方
D．前方
E．中央

10 各肺葉は特徴的なシルエットサインを示し，これは診断に役立つ．右中葉および舌区は，それぞれ_____に接しており，これらはいずれも胸郭内の前方に位置する．

　A．上行大動脈　　B．下行大動脈　　C．大動脈弓　　D．心臓

図6-7では，_____のシルエットサインが認められる．

　A．右横隔膜　　B．心臓の右縁　　C．心臓の左縁　　D．大動脈弓

このことから_____にコンソリデーション（水のX線吸収度）があることがわかる．

　A．舌区　　　　B．右中葉　　　C．右上葉　　　D．右下葉

図6-8Aでは，心臓左縁の輪郭が不明瞭となっている（シルエットサイン）．図6-8BのCTでは，心臓左縁に接する舌区にコンソリデーションがあるのがわかる．下行大動脈と左横隔膜の輪郭は見える．これらは含気のある左下葉と接している．

10
D．心臓

B．心臓の右縁

B．右中葉

11 つぎは下葉に着目してみよう．下葉は，大葉間裂の_____かつ_____に位置している．

　A．上方　　　B．下方　　　C．前方　　　D．後方

下葉は，心臓には解剖学的に接していないが，横隔膜には接している．

11
B．下方
D．後方

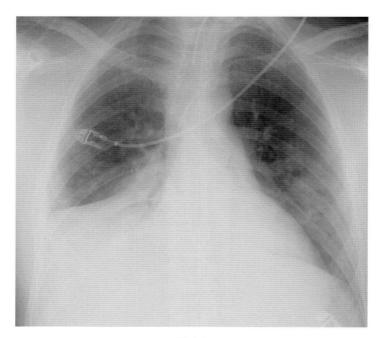

図 6-9

12 つぎのシルエットサインは，どの肺葉に関係するものか？

　A．左横隔膜の輪郭の消失　＿＿＿＿＿＿　右下葉
　B．右横隔膜の輪郭の消失　＿＿＿＿＿＿　左下葉
　C．心臓の右縁の輪郭の消失　＿＿＿＿＿＿　右中葉
　D．心臓の左縁の輪郭の消失　＿＿＿＿＿＿　舌区
　E．下行大動脈の輪郭の消失　＿＿＿＿＿＿　左上葉

図6-9では，病変が両側の肺に見られる．右側では，心臓右縁および右横隔膜のシルエットが不明瞭となっており，このことは病変が右中葉および下葉に及んでいることを示している．左側では，左横隔膜の内側部分と下行大動脈のシルエットが不明瞭となっている．左下葉の一部にコンソリデーションが存在するためである．心臓の左縁は明瞭である．すなわち，舌区には含気がある．

12
　A．左下葉
　B．右下葉
　C．右中葉
　D．舌区
　E．左下葉

13 両側の下葉の肺胞性病変は，肺門および心臓の辺縁と重なるが，それらのシルエットが不明瞭化することはない．
　それは，それらが＿＿＿＿＿＿＿＿＿＿からである．

　A．同じ濃度である　　B．水の濃度である　　C．直接，接していない

13 C．直接，接していない

臨床のポイント：
集中治療室の患者では，左下葉の無気肺あるいは肺炎がよくみられる．したがって集中治療室の患者では，心臓の背側の左横隔膜，下行大動脈のシルエットの有無を必ずチェックするように心がけよう．

Woman in labor: Can't. Shouldn't. Didn't. Won't.
Husband: Doctor, what's wrong with my wife?
Doctor: Contractions!

訳注：Contractionの短縮形という意味と陣痛（すなわち子宮の収縮）という意味をかけている．日本語にしても意味が通じないので，あえて原文ママで掲載する．

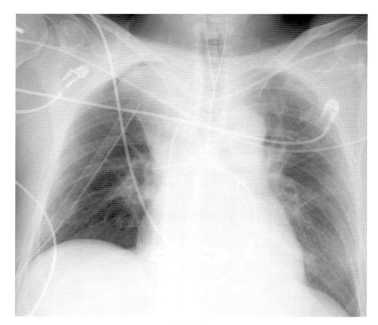

図 6-10

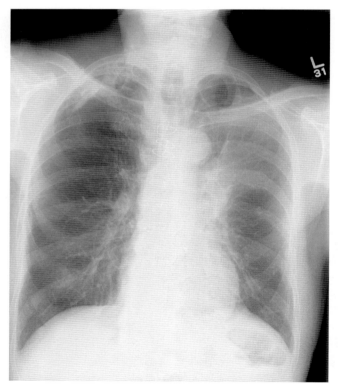

図 6-11

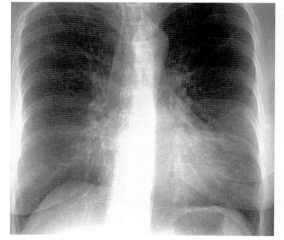

図 6-12

6. シルエットサイン　105

14 心臓右縁の上方部分および_____は，右胸腔の前方に存在する．

　A．上行大動脈　　　B．下行大動脈　　　C．大動脈弓

下行大動脈は，左胸腔の_____に存在する．

　A．前方　　　　　　B．中央　　　　　　C．後方

気管，大動脈弓は胸腔の_____に位置する．

　A．前方　　　　　　B．中央　　　　　　C．後方

14　A．上行大動脈

　　C．後方

　　B．中央

15 右上葉は，_____の上方で，_____の前方であり，右胸腔の前方から中央を占める．

　A．大葉間裂　　　　B．小葉間裂　　　　C．奇静脈裂

したがって，右上葉の虚脱では，_____大動脈および気管の右縁のシルエットサインが陽性になる．

　A．上行　　　　　　　　　　B．下行

図 6-10 では，右上葉のコンソリデーションにより，縦隔，上行大動脈のシルエットは不明瞭化している．

15　B．小葉間裂
　　A．大葉間裂

　　A．上行

16 左上葉は左胸郭の前方かつ上方～中央に位置する．左上葉上区のコンソリデーションでは，_____のシルエットが不明瞭化しうる（複数選択可）．

　A．左心房　　　　　B．大動脈弓　　　　C．下行大動脈
　D．縦隔の左縁　　　E．左横隔膜

図 6-11 に，左上葉のコンソリデーションによるシルエットサインの例を示す．この症例では，左上葉は大動脈弓より前方にあり，輪郭は消えていない．

16　A．左心房；B．大動脈弓（いつもではない）；D．縦隔の左縁

訳注：正常者の PA 像では，通常，左心房は認められない．左心房が見られるのは，僧帽弁狭窄症などで，左心房が拡張しているときである．

17 さて，シルエットサインが病変の部位の特定に役立つことがわかったと思う．さらに，病変の発見にもシルエットサインが役立つことがある．図 6-12 を注意深く読影してほしい．

シルエットサインを応用すれば，病変が_____および_____に存在することがわかるはずである．

　A．右中葉　　　B．右上葉　　　C．左下葉　　　D．舌区

注意：心臓の左右の辺縁が不明瞭になっている．確信に至るためには側面像や CT 撮影が必要だろう．

17

　A．右中葉
　D．舌区

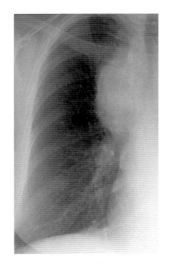

図 6-13

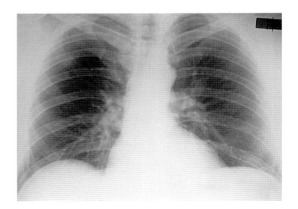

図 6-14

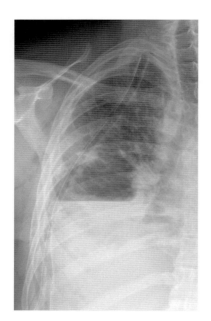

図 6-15

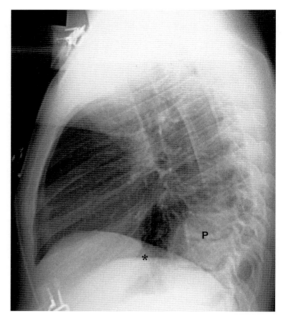

図 6-16

ここまでの記載より，シルエットサインはX線吸収度が亢進した肺野病変に適応できることがわかったと思う．さらにシルエットサインは，軟部組織濃度を示す縦隔や胸膜病変にも応用することができる．シルエットサインは，それが何であれ，同じ濃度の2つの構造物が接する時に陽性となる．図6-13では，縦隔腫瘤により上行大動脈（縦隔前方）と気管右壁（縦隔中央）の輪郭が消えている．

以上でシルエットサインについての説明はひと通り終わりであるが，いくつか例外がある：
露出不足のX線写真（白すぎる写真）には，シルエットサインを適用してはいけない．図6-14は露出不足のX線写真の例である．この写真では，心臓に重なって左横隔膜および下行大動脈，脊椎が見えていない．心臓に重なって脊椎が見えないならば，そのフィルムは露出不足であり，シルエットサインを適用してはいけない．
ときに心臓の右縁が脊椎と重なり，脊椎の濃い陰影により，肺と心臓の境界が隠れてしまう場合がある．
横隔膜に接して貯留している胸水もまたシルエットサインの成因となる（図6-15）．シルエットサインが陽性の時は，おおよそ病変があると考えてよいが，逆にシルエットサインが陰性の場合は，病変がないとはいえない．一部に含気が残存している場合は，病変と近傍の構造が接しないで，シルエットサインが陰性となりうるからである．用心しよう！

18 側面像において，"正常な"シルエットサインがあるということはすでに学んだ．それを応用してみよう．

心臓は，左横隔膜の主に_____部分に接している．

A．前方　　　　　　　　B．後方

いずれの構造も水の濃度であるので，左横隔膜の前方部分は通常は見えない．側面像では，右横隔膜のシルエットは，心臓に重なる部分も見られるが，これは_____ことによる．

A．横隔膜が水の濃度である　　B．含気のある肺に接している
C．右心と接している

図6-16では，左横隔膜のシルエットが2カ所で消失している．左横隔膜の前方のシルエットは心臓により消失しており，後方のシルエットは，左下葉の肺炎（P）により消失している．したがって，左横隔膜は中央の1/3しか見えていない（＊）．右横隔膜については全容が示されている．

シルエットサインが陽性であることは，ほとんどの場合，異常所見であり，通常は肺病変によることが多い．病変が何であるかわからない時にもシルエットサインが陽性であることがある．これからは胸部X線写真を読影する際にはシルエットサインが陽性でないか必ずチェックしてほしい．

18

A．前方

B．含気のある肺に接している

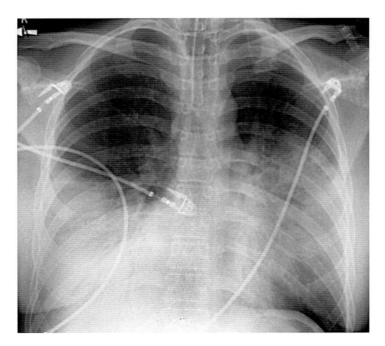

図 6-17

| 復 習 | REVIEW |

i 以下の場合の胸部X線写真（PA像）において，病変部位を特定しなさい．

A. 心臓の左縁のシルエットが消失しているコンソリデーション
B. 大動脈弓のシルエットが消失しているコンソリデーション
C. 心臓のシルエットが消失していない右肺底部の肺炎像
D. 心臓のシルエットが消失している右肺底部の肺炎像
E. 下行大動脈のシルエットが消失している肺炎像

右上葉　　　右中葉　　　右下葉　　　左上葉
舌区　　　　左下葉

i
A. 舌区
B. 左上葉
C. 右下葉（おそらく）
D. 右中葉
E. 左下葉

ii シルエットサインの例外あるいは偽陽性について復習しよう．

露出が_____X線写真では，横隔膜に偽のシルエットサインを認めることがある．

A. オーバーな　　B. 不足している　　C. 適正な

露出不足の場合，X線写真は，_____．

A. 白っぽくなる　　B. 黒っぽくなる　　C. 斜めになる
D. 拡大される

患者が少し左斜め向きになっている場合，心臓の右縁が不明瞭になることがある．それは，_____ためである．

A. 心臓が縦隔とのシルエットサインをつくる
B. 心臓が収縮している
C. 心臓の辺縁がX線ビームと平行でなくなってしまう
D. 心臓の輪郭が，脊椎の濃い陰影により隠れてしまう

側面像では，心臓により，_____の_____のシルエットは見えない．

A. 左横隔膜　　　B. 右横隔膜　　　C. 前方部分
D. 中央部分　　　E. 後方部分　　　F. 心臓

ii
B. 不足している

A. 白っぽくなる

D. 心臓の輪郭が，脊椎の濃い陰影により隠れてしまう

A. 左横隔膜
C. 前方部分

iii 図6-17は，肺炎球菌性肺炎の患者の胸部X線写真である．

正面像のみで，コンソリデーションがどこにあるかを判断してみよう（複数選択可）．

A. 右上葉　　B. 右中葉　　C. 右下葉
D. 左上葉　　E. 舌区　　　F. 左下葉

iii
B. 右中葉
C. 右下葉
E. 舌区

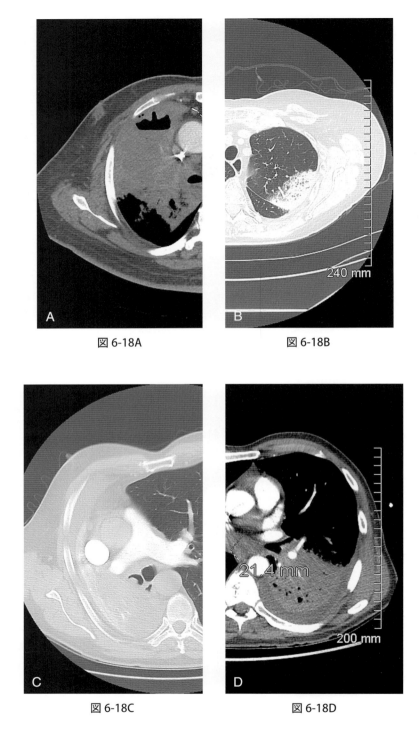

図 6-18A　　　　　図 6-18B

図 6-18C　　　　　図 6-18D

図 6-18A〜D のそれぞれの CT 像の場合において，X 線写真ではどのようなシルエットサインが予想されるか考えてみよう（複数選択可）．

A. 図 6-18A _____　　　心臓の右縁
B. 図 6-18B _____　　　心臓の左縁
C. 図 6-18C _____　　　上行大動脈
D. 図 6-18D _____　　　下行大動脈
　　　　　　　　　　　　　　　　　大動脈弓
　　　　　　　　　　　　　　　　　気管の境界
　　　　　　　　　　　　　　　　　右横隔膜
　　　　　　　　　　　　　　　　　左横隔膜
　　　　　　　　　　　　　　　　　上記のいずれでもない

A. 上行大動脈と気管の境界
B. 上記のいずれでもない
C. 心臓の右縁と上行大動脈と気管の境界と右横隔膜
D. 下行大動脈と左横隔膜

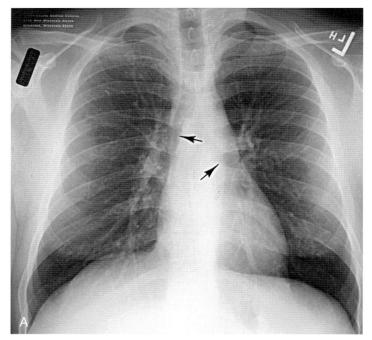

図 7-1A

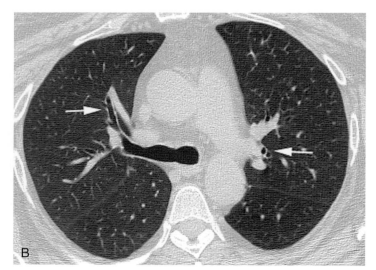

図 7-1B

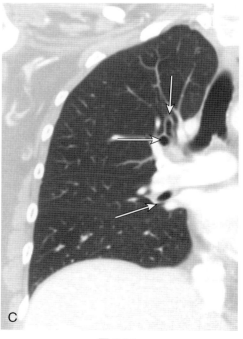

図 7-1C

エアブロンコグラムサイン

The Air Bronchogram Sign

正常人の胸部 X 線写真において，気管および中枢気管支内の空気が見えるのは，それらが縦隔の軟部組織（水の X 線吸収度）にとり囲まれているからである．肺野に見られる分枝構造はすべて肺血管であり，気管支ではない．肺血管が水濃度を有し，周囲の空気とコントラストをなすためである．

1 肺野に見られる線状影は基本的には血管であり，これは_____．

A．空気の濃度を示す B．骨の濃度を示す
C．水の濃度を示す D．X 線ビームに垂直に走行する

末梢の気管支の壁は薄く，内部には空気を含んでいるため，それらが含気のある肺胞に囲まれている場合，末梢気管支は胸部 X 線写真上，_____．

A．見える B．見えない

1 C．水の濃度を示す（軟部組織）

B．見えない

図 7-1A で肺野に見える分枝構造はすべて血管である．気管および主気管支（矢印）が見えるのは，これらが縦隔の軟部組織（水濃度）にとり囲まれているからである．末梢気管支は胸部 X 線写真上，見ることができない．一方，CT では末梢気管支が肺野のほとんどの領域に認められる．図 7-1B において，右肺の気管支（矢印部分）は管状構造として描出されており（撮影断面に平行な走行），また左肺の気管支（矢印部分）は円形に描出されている（撮影断面に垂直な走行）．図 7-1C は CT の冠状断再構成像で，気管の遠位部，気管分岐部および肺内の気管支を表示している．気管支は，上の矢印部分では，面に平行に切れて管状に，真ん中の矢印部分では，面に垂直に切れて円形に，下の矢印部分では，斜めに切れて楕円形に描出されている．

2 かつては，気管支を見るために気管支内腔に X 線不透過の物質（ヨード造影剤）を投与していた．これは気管支造影と呼ばれる検査であるが，患者の身体的負担が_____ので，現在は行われていない．

A．少ない B．大きい

2 B．大きい

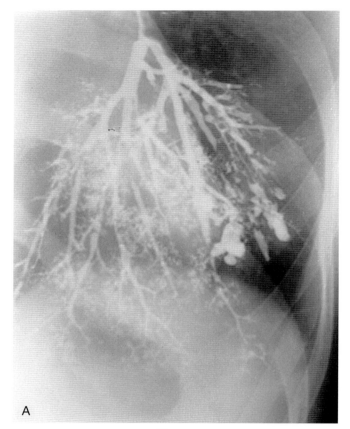

図 7-2A

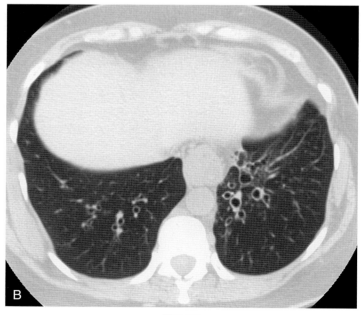

図 7-2B

図 7-2A は，気管支内にヨード造影剤を注入した写真である．内側（向かって左）に正常気管支が，そして外側（向かって右）には拡張した気管支が描出されている．現在では，気管支造影は CT に置き換わっている．図 7-2B の CT は，別の患者であるが，左肺に軽度拡張した気管支がその走行に垂直な面で描出されている．右肺の気管支は比較的正常である．図 7-2C は，CT の冠状断再構成像であり，左下葉の気管支拡張像を気管支の走行に沿った面で表示している．

---

3 それでは，胸部 X 線写真において正常の気管支像が見られることがあるだろうか？　答えはイエスである！　含気がない肺の中に空気を含む気管支が存在する時，気管支は濃度の高い周囲肺とコントラストをなして胸部 X 線上で認められるようになる．このように胸部 X 線写真で気管支内の空気が見える所見を，エアブロンコグラムサインと呼ぶ．エアブロンコグラムサインの存在は，＿＿＿＿＿を示唆するものである．

A．正常肺
B．間質の肥厚
C．肺気腫
D．肺胞性コンソリデーション

3 D．肺胞性コンソリデーション

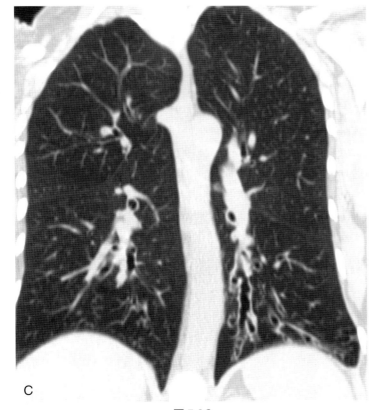

図 7-2C

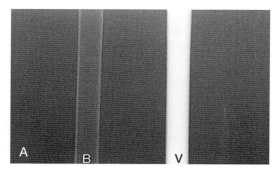

図 7-3A

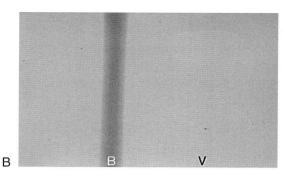

図 7-3B

Ms. Ann Goodman, Medical College of Wisconsin
のご厚意による

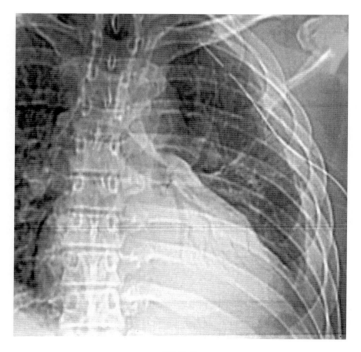

図 7-4

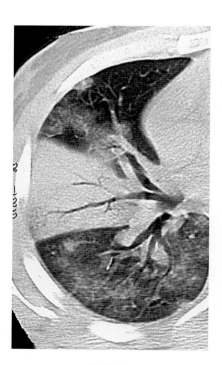

図 7-5

4 図7-3Aは，2本のストローを用いた正常肺のモデルである．Vのストロー(血管を示す)は水を，Bのストロー（気管支を表す）は空気を含んでいる．これらを空気の中に置いてX線で撮影した．＿＿＿＿のストローははっきり見える． A．V　　　　B．B　　　　C．VとB Bのストローがずっと見えにくいのは，薄い壁のストローの内側と外側ともに空気が存在しているためである．	**4** A．V
5 図7-3Bは，コンソリデーションを来した肺のモデルである．ストローはいずれも水の中に浸けてある．今度はBのストローは見える．これは，＿＿＿＿サインに相当する． A．エアブロンコグラム　B．シルエット　　C．葉間 これに対して，Vのストローは見えなくなっている．これは＿＿＿＿サインに対応している．もし，間違えたなら，設問1〜4を復習しよう． A．エアブロンコグラム　B．シルエット　　C．葉間	**5** A．エアブロンコグラム B．シルエット

図7-4は，左下葉の肺炎患者のCTのスカウト画像である．心臓の陰影と重なって，コンソリデーションを来した肺内に，黒い分枝構造として気管支が認められる．図7-5のCTでは，右中葉にエアブロンコグラムが見られる．右肺のコンソリデーション以外の，すりガラス様陰影が見られる部位にはエアブロンコグラムは見られない．

6 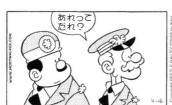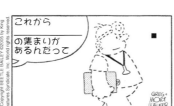	**6** "Doctors without borders" 「国境なき医師団」 （borders：境界）

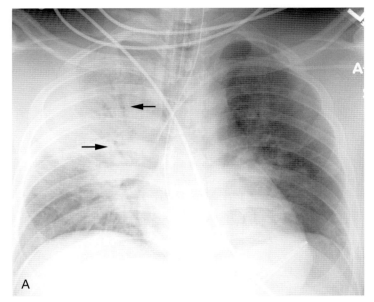

図 7-6A

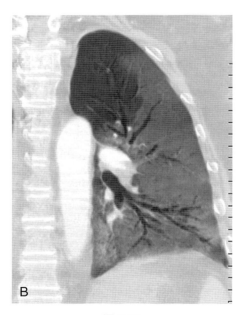

図 7-6B

7. エアブロンコグラムサイン

7 軟部組織濃度および空気の濃度は，エアブロンコグラムとシルエットサインの両方に関係している．胸部 X 線写真で，空気で満たされた気管支が見えている場合，その気管支は_____濃度のものに囲まれていることになる．

A．低い　　　　　　　B．高い

7 B．高い（軟部組織あるいは水の濃度）

逆に肺血管が見えるならば，その血管は_____に囲まれていることを意味する．肺内の血管像が見られないということもシルエットサインの一例である．

A．胸水　　B．肺胞性コンソリデーション　　C．含気のある肺

C．含気のある肺

図 7-6 は，両肺にコンソリデーションが見られる患者の X 線写真である．右上葉では気管支は見られるが，血管影は認められない．矢印は右上葉のエアブロンコグラムを指している．

8 エアブロンコグラムサインには，どのような有用性があるだろうか．当然ながら気管支は肺内の構造物である．つまり，エアブロンコグラムが見られるということは，病変は_____のものであり，他の部位のものではないことを示す．

A．胸膜　　B．縦隔　　C．肺　　D．拡張した気管支

8 C．肺

また，気管支内には_____が存在することを示す．

A．空気　　B．膿　　C．粘液　　D．腫瘍

A．空気

エアブロンコグラムサインは近傍の肺にコンソリデーションが存在することを意味する．

図 7-6B は，左下葉肺炎における広範なエアブロンコグラムを表している．

9 エアブロンコグラムは，肺炎や肺水腫，肺梗塞，いくつかの慢性肺疾患などで認められる．気管支が_____，その周囲の肺の透過性が低下している（水濃度で満たされている）という条件さえ整えばよい．

A．直線で　　B．X 線に平行で　　C．壁肥厚し　　D．空気で満たされ

9 D．空気で満たされ

10 肺内のコンソリデーションを伴う病変では必ずエアブロンコグラムが認められるのだろうか？　もちろん，医学において，「必ず」という答えは_____．

A．ありえない　　B．いつもあてはまる　　C．ときにあてはまる

10 A．ありえない

気管支が閉塞している場合や分泌液で満たされている場合，肺内の病変はエアブロンコグラムを_____．

A．示す　　　　　　B．示さない

B．示さない

肺末梢の斑状のコンソリデーションおよび間質病変では，X 線吸収度が十分ではないため，通常，エアブロンコグラムは認められない．また，過膨張を来した肺でもエアブロンコグラムは認められない．図 7-6A では，右下葉および左肺の肺炎はそれほど高濃度ではないのでエアブロンコグラム像を呈していない．

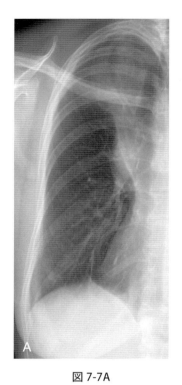

図 7-7A

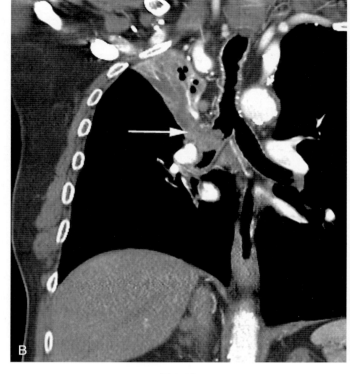

図 7-7B

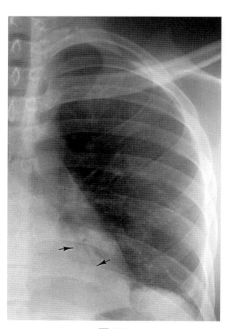

図 7-8

11 肺炎で気管支が分泌物で満たされている場合，病変内にエアブロンコグラムは_____だろう．

A．認められる　　　　　　B．認められない

癌が気管支を閉塞している場合，エアブロンコグラムは_____だろう．

A．認められる　　　　　　B．認められない

間質性肺炎では，エアブロンコグラムは_____だろう．

A．認められる　　　　　　B．認められない

喘息では，エアブロンコグラムは_____だろう．

A．認められる　　　　　　B．認められない

11 B．認められない

B．認められない

B．認められない

B．認められない

図7-7Aでは，虚脱した右上葉の内部にエアブロンコグラムが見られない．これは，気管支が粘液栓で充満していることによる．この症例では，右上葉の気管支が腫瘍により閉塞している（図7-7B，矢印）．

12 エアブロンコグラムが見られない時は，病変は_____にある．

A．肺内　　B．肺外　　C．胸膜　　D．肺内あるいは肺外いずれか

12 D．肺内あるいは肺外いずれか

臨床のポイント：
術後，しばしば左下葉無気肺が起こるが，X線写真の正面像では，心臓と重なり指摘することが難しい．ときに心臓の後ろにエアブロンコグラムが見られることがあるが，これは左下葉のコンソリデーションを示す重要な所見である．図7-8では，心臓の後ろにエアブロンコグラム（矢印）が認められる．横隔膜の内側部分にはシルエットサインも認められる．

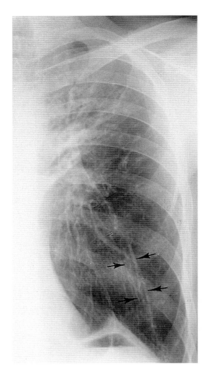

図 7-9

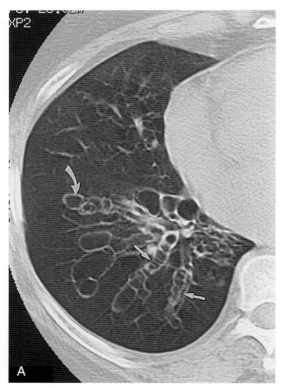

図 7-10A

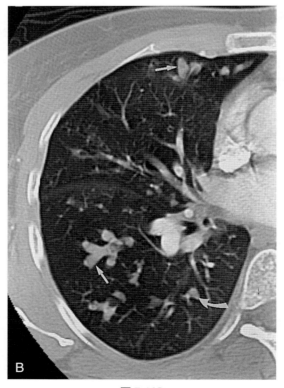

図 7-10B

13	ここまで特に難しくなかったと思う．それでは，コンソリデーションが存在していてもエアブロンコグラムが見られないものを思い出してみよう．	13	

気管支が分泌物で充満している場合

A．正しい　　　　　　　B．誤り

A．正しい

気管支内に誤嚥した異物が存在している場合

A．正しい　　　　　　　B．誤り

A．正しい

コンソリデーションが軽度である場合

A．正しい　　　　　　　B．誤り

A．正しい

臨床のポイント：
エアブロンコグラムは気管支が開存していることを意味し，これは，喫煙者において，肺病変が気管を閉塞する腫瘍によるものでないことを強く示唆する．

| 14 | エアブロンコグラムは，他にはどのような応用が考えられるだろうか．もし，エアブロンコグラムが密に集まっている場合，これは＿＿＿＿を示唆する． | 14 | B．肺の虚脱（無気肺） |

A．肺の過膨張　　　B．肺の虚脱　　　C．肺気腫

密集したエアブロンコグラムは，＿＿＿＿無気肺を示唆する．

B．非閉塞性の

A．閉塞性の　　　　B．非閉塞性の　　　C．気管支拡張の

図 7-6B は，エアブロンコグラムは正常の間隔を保っているが，図 7-8 ではエアブロンコグラムが密集して認められる．

| 15 | 疾患によっては気管支の拡張を来す場合がある．この場合，気管支は末梢にゆくほど細くならずに，＿＿＿＿． | 15 | B．拡張する |

A．膿で満たされる　B．拡張する　C．狭くなる　D．消失する

気管支拡張は X 線写真では描出されにくく診断が難しい．図 7-9 は，肺底部の拡張した気管支を示す（矢印）．図 7-10A は壁が肥厚し拡張した気管支の CT 像である．CT の水平断面に平行に走る気管支は管状構造として描出され（直線矢印），垂直に走る気管支は輪状構造として描出される（曲がった矢印）．図 7-10B は分泌液で完全に満たされた気管支であり，矢印は CT の水平断面に平行に走行するもの，曲がり矢印は垂直に走行するものである．

綴り換え遊び（Anagram）：DORMITORY（寄宿舎）を，もっと適切な意味の 2 語の言葉に綴り換えてみよう（解答は次頁の最後）．

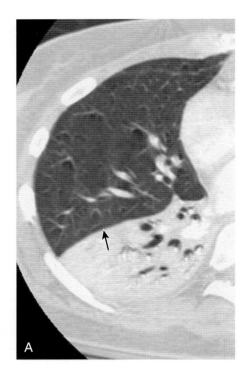

図 7-11A

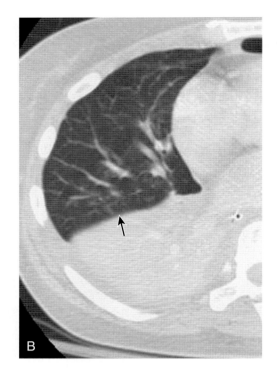

図 7-11B

綴り換え遊びの答え: DORMITORY = Dirty Room

復習 / REVIEW

i

気管支，血管などの管状構造物は，撮影面に平行に走行する場合，_____に見える．

　A．線状　　　　　B．円形　　　　　C．楕円形

A．線状

気管支は_____ので，X線透過性である．

　A．壁が薄い　　　　　　B．拡張している
　C．空気で満たされている　D．粘液で満たされている

C．空気で満たされている

血管は血液で満たされているので，その内腔は，CTにおいて_____である．

　A．X線不透過性　B．X線透過性　C．−800 HU　D．−40 HU

A．X線不透過性（水の濃度）

ii

下記のうち，エアブロンコグラムを示しうるものはどれか？（複数選択可）

　A．結核　　　　B．膿胸　　　　C．肺気腫
　D．成人呼吸促迫症候群　　E．細菌性肺炎

A．結核
D．成人呼吸促迫症候群
E．細菌性肺炎

iii

密集する気管支は，_____を示唆する．

　A．気胸　B．気管支拡張　C．肺の虚脱　D．肺炎

肺の虚脱（無気肺）

拡張した気管支は，_____を示唆する．

　A．エアブロンコグラム像　　B．気管支拡張症
　C．シルエットサイン　　　　D．気管支閉塞

B．気管支拡張症

エアブロンコグラムが見られる場合，気管支内腫瘍の可能性は_____．

　A．低い　　　　　B．高い　　　　　C．非常に低い

C．非常に低い

iv

図7-11Aおよび7-11Bは，それぞれ呼吸困難を主訴とした2症例である．両者とも右下葉にコンソリデーションを認める．

図の矢印は，_____をさし示している．

　A．小葉間裂　　　　B．大葉間裂　　　　C．下副葉間裂

B．大葉間裂

_____において，エアブロンコグラムが認められる．

　A．図7-11A　　　　　　B．図7-11B

A．図7-11A

図7-11Bでは，エアブロンコグラムは認められないが，なぜか？

　A．線量が不足しているため　　B．気管支拡張のため
　C．肺のコンソリデーションのため　D．気管支内の粘液栓のため

D．気管支内の粘液栓（分泌液）のため

気管支吸引や気管支鏡を行う必要性の低い患者はどちらだろうか？

　A．図7-11A　B．図7-11B　C．どちらでもない　D．両者とも

A．図7-11Aの患者（吸引すべき粘液栓がないため）

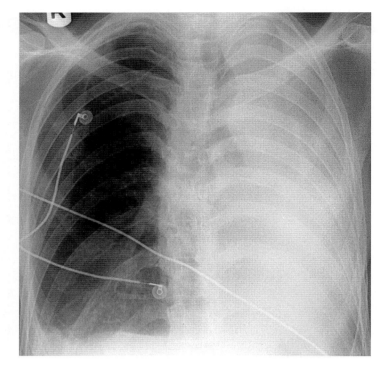

図 8-1

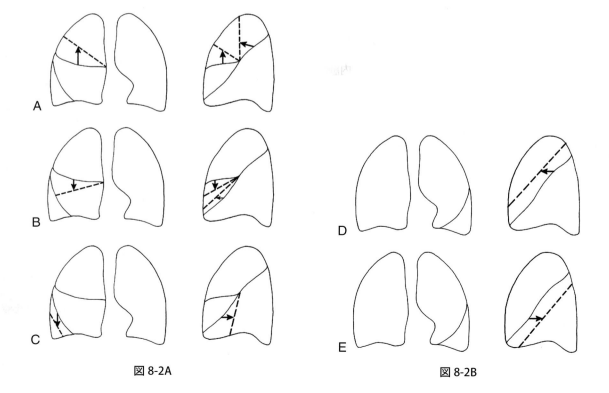

図 8-2A   図 8-2B

肺と肺葉の虚脱

Signs of Lung and Lobar Collapse

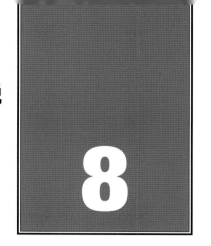

　肺疾患の診断において，肺の虚脱の所見を見つけることは重要であり，私たちの解剖に関する知識を深める早道でもある．一般的には，虚脱（collapse）という言葉は肺・肺葉・肺区域の高度の容積減少を示すのに用いられ，無気肺（atelectasis）あるいは容積減少（volume loss）という言葉はより程度の低い容積減少を示すのに用いられる．しかしながら，これらの言葉の定義は曖昧であり，虚脱と無気肺がそれぞれ反対の意味で使用されることもある．まずはX線写真とCT像における肺の虚脱の様式について学び，それから虚脱の成因について学んでいこう．

---

1 一側の肺が完全に虚脱した場合，肺は濃度が増し，容積は減少し，近傍の構造は虚脱した肺の方へ移動する．図 8-1 において，左肺は透過性が低下し，虚脱している．

　気管は，＿＿＿＿＿＿にある．

　　A．正中　　　　　B．正中より左側　　　C．正中より右側

　心臓の陰影が消失しているのは，＿＿＿＿＿＿ためである．

　　A．ノカルジア菌がある　　　　B．右側へ偏位している
　　C．左側へ偏位している

　もし，横隔膜が見えるとすれば，それは＿＿＿＿＿＿はずである．

　　A．挙上している　　　B．下垂している　　　C．正常位置にある

1

B．正中より左側

C．左側へ偏位している

A．挙上している

---

2 肺葉を区分する葉間裂は，＿＿＿＿＿＿よりなる．

　　A．2層の壁側胸膜　　　　　B．2層の臓側胸膜
　　C．1層の臓側胸膜　　　　　D．1層の壁側胸膜

2 B．2層の臓側胸膜

---

3 葉間裂は肺葉の境界をなすため，肺葉の虚脱の最も有用な所見は，葉間裂の偏位である．図 8-2 では，どの肺葉が虚脱していると考えられるか？

　　A．＿＿＿＿＿＿＿＿
　　B．＿＿＿＿＿＿＿＿
　　C．＿＿＿＿＿＿＿＿
　　D．＿＿＿＿＿＿＿＿
　　E．＿＿＿＿＿＿＿＿

3

A：右上葉
B：右中葉
C：右下葉
D：左上葉
E：左下葉

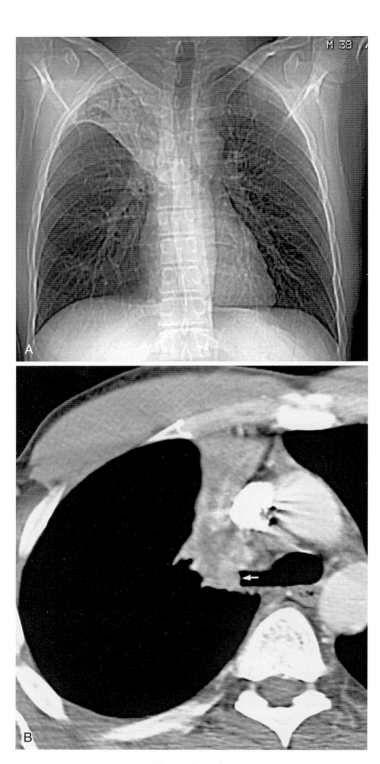

図 8-3（A，B）

4 それでは，実際の症例を見ていこう．

図8-3では，右＿＿＿葉にコンソリデーションが認められる．

A．上　　　　　　B．中　　　　　　C．下

下方の明瞭な境界線は，＿＿＿＿が形成している．

A．大葉間裂　　B．小葉間裂　　C．上副葉間裂　　D．奇静脈裂

その葉間裂は，＿＿＿＿．

A．挙上している　　　B．下垂している　　　C．正常位置にある

これに対応するCT像では，右上葉の虚脱が認められる．矢印は，右上葉気管支を閉塞する気管支内腫瘍を指し示している．エアブロンコグラムが認められないことに注意．

4

A．上

B．小葉間裂

A．挙上している

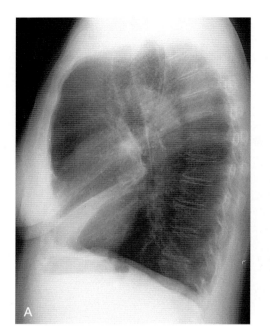

図 8-4A

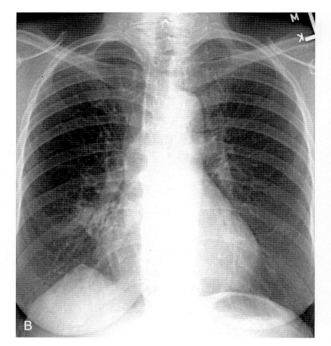

図 8-4B

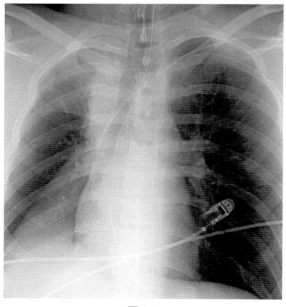

図 8-5

| 5 | 図 8-4A において，小葉間裂は＿＿＿＿＿． | 5 | B．下垂している |

A．挙上している　　B．下垂している　　C．正常位置にある

また，大葉間裂の位置は，＿＿＿＿＿．

A．前方に偏位している　　B．後方に偏位している
C．正常位置にある

A．前方に偏位している

心臓の陰影に重なって見られる三角の陰影は，虚脱した＿＿＿＿＿葉である．

A．右上　　B．右中　　C．右下

B．右中

図 8-4B では，右中葉の虚脱／コンソリデーションのため，＿＿＿＿＿にシルエットサインが認められる．

A．気管周辺領域　　B．横隔膜　　C．心臓の右縁　　D．心臓の左縁

C．心臓の右縁

6　右中葉の虚脱は，正面像ではとらえにくいことがしばしばある．その診断においては，＿＿＿＿＿像の方が容易である．

A．背臥位　　B．斜位　　C．正面　　D．側面

6　D．側面

右中葉の虚脱と同様に，＿＿＿＿＿の虚脱においても，三角の陰影が側面像で見られる場合がある．

A．左上葉　　B．左下葉　　C．舌区　　D．左中葉

C．舌区

図 8-5 では，右肺の二つの肺葉に虚脱が認められる．右上葉の虚脱のため，小葉間裂は挙上し，縦隔上部はシルエットサインを呈し，気管は右側に偏位している．また，右横隔膜のシルエットサインが認められる．心臓は右側に偏位しており，右下葉の虚脱を示唆している．右中葉の含気は保たれている．小葉間裂の下方の境界線と心臓の右縁の境界線が見えるのは，右中葉の含気が存在するからである．

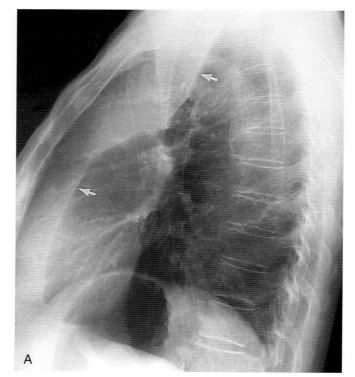

図 8-6A

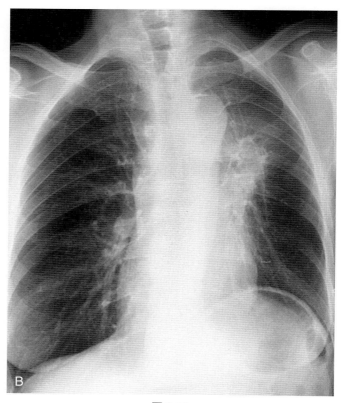

図 8-6B

7 図 8-6A ではまず，側面像から見ていこう． 図の矢印は，_____を指している． 　A．小葉間裂　　　　B．大葉間裂　　　　C．奇静脈裂 葉間裂は，_____． 　A．前方に偏位している　　　　B．後方に偏位している 　C．正常位置にある 図 8-6B の正面像では左肺門に腫瘤を認め，左横隔膜は_____． 　A．挙上している　　B．下垂している　　C．正常位置にある これは，左_____の完全な虚脱を有する症例である． 　A．舌区以外の上葉　B．下葉　C．舌区を含む上葉　D．舌区	**7** B．大葉間裂 A．前方に偏位している A．挙上している C．舌区を含む上葉

左上葉の上区（舌区以外の部分）および舌区はいずれも左上葉支から分岐する．そのため，気管支内病変（腫瘍，異物，粘液栓）によりそれらが同時に閉塞することがしばしばある．図 8-6A において，上方の矢印が左上区を，下方の矢印が舌区を指している．

8 同様に，右側の中間気管支幹は，右肺の_____葉と_____葉を支配している． 　A．上　　　B．中　　　C．奇静脈　　　D．下	**8** B．中 　　D．下

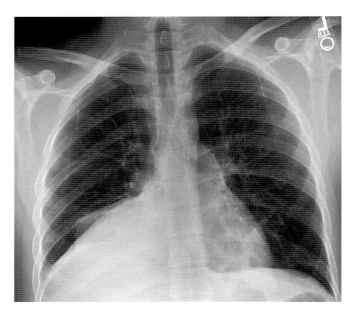

図 8-7

図 8-7 では，右肺底部に濃いコンソリデーションを認める．
小葉間裂は，_____．

A．挙上している　　　B．下垂している　　　C．正常位置にある

B．下垂している

また，心臓右縁および右横隔膜において，シルエットサインを認める．

右肺の_____が虚脱している．（複数選択可）

A．上葉　　　　　　B．中葉　　　　　　C．下葉

B．中葉
C．下葉

9 左側では，_____と_____は共通の気管支に支配されている．

A．左上葉上区　　　B．舌区　　　　　C．左下葉

9 A．左上葉上区
B．舌区

右側では，中葉と下葉が_____と呼ばれる共通の気管支に支配されている．

A．奇静脈気管支　B．右中葉気管支　C．右下葉気管支　D．中間気管支

D．中間気管支

いずれの場合も完全閉塞を来した場合には，_____の葉（区）の虚脱を生じる．

A．1つ　　　　　　B．2つ　　　　　　C．3つ

B．2つ

葉間裂の偏位は，肺葉の虚脱において最も信頼のおける画像所見である．肺血管あるいは気管支の密集や，肺野の目印になるような構造（たとえば，結節，肉芽腫，手術クリップなど）の偏位も容積減少の所見となりうる．

10 肺葉あるいは肺区域が部分的に無気肺となり，しかしながら，まだ多少の含気が残っている場合には，血管陰影が見えるであろうが，その場合，血管陰影は，_____認められる．

A．狭い範囲に密集して　　B．広い範囲に分散して　　C．同じように

10 A．狭い範囲に密集して

肺に無気肺あるいはコンソリデーションが生じた場合には，エアブロンコグラムサインにより，気管支が見えることもある．いずれの場合においても，血管あるいは気管支は，_____．

A．分散して見える　　　B．密集して見える　　　C．見えない

B．密集して見える

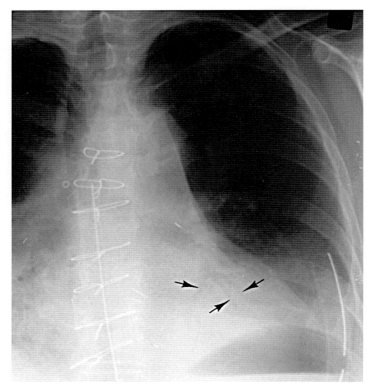

図 8-8

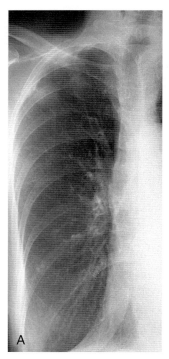

図 8-9A

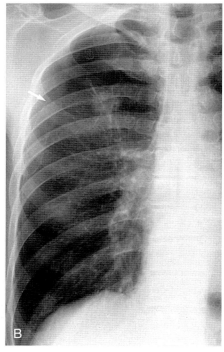

図 8-9B

図8-8では，左下葉の虚脱（矢印）において，密集したエアブロンコグラムが認められる．虚脱した肺は心臓と重なっており，直接見ることは難しいが，左横隔膜のシルエットサインが認められる．

11 図8-9Aでは，右上葉に結節が存在する．図8-9Bは針生検の後であるが，結節の位置は，＿＿＿＿＿＿．

A．変化していない　　B．外側に偏位している　　C．内側に偏位している

肺の容積が，＿＿＿＿＿＿ために，結節は移動したのである．

A．変わらない　　　　B．増大した　　　　C．減少した

生検後，胸膜腔内に空気が入ったため，すなわち気胸を生じたため（矢印），結節は縦隔側に移動したのである．（読者のお察しの通り，この生検は著者が施行した．）「マーカー」となる構造の移動は容積減少を示しうるのである．

葉間裂の移動や血管陰影などの集中，マーカーとなる構造の移動といった所見は肺葉の虚脱の直接所見である．特異性では劣るが，隣接する構造の偏位や肺野の濃度の変化などの所見も肺の虚脱を示唆する．

12 肺門の下方への移動は，＿＿＿＿＿＿葉の虚脱を示す．

A．上　　　　　　B．下　　　　　　C．中

これに対して，肺門の挙上は＿＿＿＿＿＿葉の虚脱を示す．

A．上　　　　　　B．下　　　　　　C．中

右中葉や舌区の虚脱では，通常，肺門の偏位を来すことはない．肺門の偏位は，無気肺の信頼できる間接所見である．

---

11 C．内側に偏位している

C．減少した

12 B．下

A．上

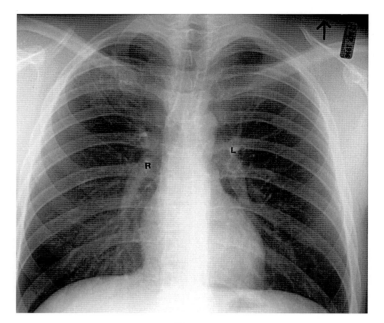

図 8-10

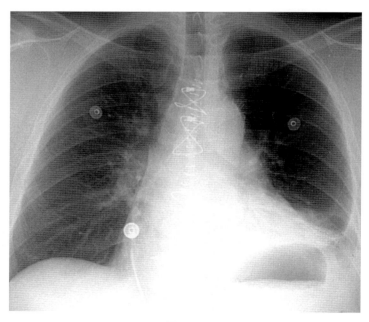

図 8-11

肺門の偏位があるかどうかを判断するためには，正常者における肺門の相対的な位置関係を知っておく必要がある．97％の人で，左肺門（L）は右肺門（R）よりわずかに高い位置にある（図8-10参照）．残りの3％の人では，左右の肺門の高さは等しい．これは，フェルソン先生が暇つぶしに，1,000人の正常者の写真を分析した結果である（第二次世界大戦の最中，彼が非戦闘員として海外駐留していた時のことである．その時，彼の妻はアメリカにおり，また，テレビやインターネットもない時代であった）．

13 容積減少の間接所見に，虚脱した肺＿＿＿＿＿＿＿ような構造の偏位がある．

A．へ向かう　　　　　　　　B．から離れる

たとえば，肺葉の無気肺の場合，横隔膜はしばしば＿＿＿＿＿＿＿する．

A．挙上　　　　　　　　　　B．下垂

ところで，どちらの横隔膜が通常，高位にあるだろうか？　＿＿＿＿＿＿＿．

A．右側　　　　　　　　B．左側　　　　　　C．だいたい同じ

同様に，縦隔構造も偏位することがある．上葉の無気肺の時には，気管は病変に近づくように偏位する（図8-5参照）．＿＿＿＿＿＿＿葉の無気肺の場合は，心臓は虚脱部に近づくように偏位しうる（図8-5参照）．

A．上　　　　　　　　B．中　　　　　　　C．下

通常，容積の減少は肺の濃度を変化させる．含気のない無気肺部分はX線透過性が低下する．隣接する肺葉は代償性に過膨張となる．肺が代償性過膨張を来している領域ではX線の透過性は亢進する．

14 図8-11を見て答えなさい．

左上葉のX線の透過性は，右上葉と比べて，＿＿＿＿＿＿＿．

A．大きい　　　　　　　　B．小さい　　　　　　C．同等である

左肺門は，右肺門と比べて，＿＿＿＿＿＿＿にある．

A．高い位置　　　　　　　B．低い位置　　　　　　C．ほぼ同じレベル

＿＿＿＿＿＿＿横隔膜は挙上している．

A．右　　　　　　　　　　B．左

左下葉にエアブロンコグラムが認められる．また，左下葉は高濃度である．

---

13 A．へ向かう

A．挙上

A．右側
せいぜい3cm程度

C．下

14

A．大きい

C．ほぼ同じレベル（あるいは，わずかに低いかも）

B．左

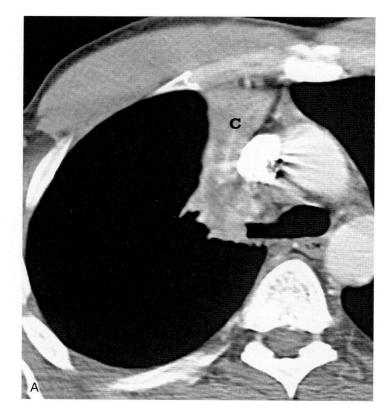

図 8-12A

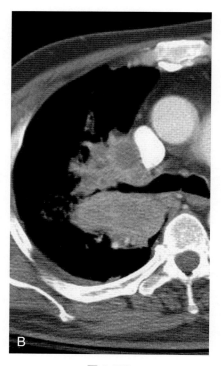

図 8-12B

肺は，何もしなければ自然に虚脱してしまう．しかしながら，生体内では，さまざまなメカニズムが働いて虚脱を妨げている．

これらのメカニズムのひとつあるいは複数が何らかの原因で破綻すると，肺容積は低下していく．容積減少の5つの基本的な成因を以下に挙げる．(1) 気管支が閉塞して，末梢側の気管支内の空気が吸収される．(2) 胸腔内に空気あるいは液体が貯留して，肺がしぼむ．(3) 瘢痕化により肺が萎縮する．(4) 界面活性物質（サーファクタント）の減少により肺の膨張性が低下する（癒着性無気肺）．(5) 中枢神経系からの呼吸抑制や疼痛により低換気になる．

15 気道が閉塞すれば，閉塞部より末梢の空気は，_____．

　　A．トラップされる　　B．吸収される　　C．X線不透過性が増す

15 B．吸収される

閉塞部は，中枢性（たとえば，主気管支から区域気管支を閉塞するような病変）のこともあれば，末梢性（たとえば，細気管支内の複数の小さな粘液栓や凝血塊）のこともある．

閉塞部よりも末梢の空気は吸収され，その部分の肺は_____．

　　A．虚脱する　　B．膨張する　　C．X線の吸収が減少する

A．虚脱する（無気肺になる）

16 閉塞が中枢側にある場合，閉塞は，内因性閉塞を来す気管支内の病変による場合もあれば，気管支を圧迫する気管支外の病変による場合もある．

16

図8-12Aにおいて，右上葉の虚脱（C）は，_____による．

　　A．瘢痕　　B．過換気　　C．胸水　　D．気管支内閉塞

D．気管支内閉塞（内因性閉塞）

図8-12Bにおいて，気管支の狭窄は，_____閉塞による．

　　A．内因性　　　　　　B．外因性

B．外因性（気管支の周囲に腫瘍が存在している）

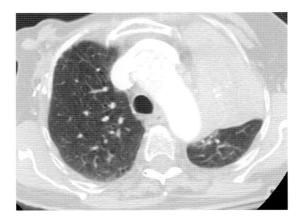

図 8-13

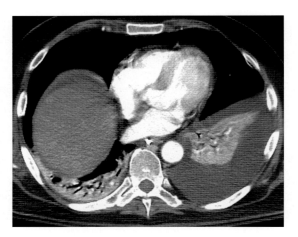

図 8-14

臨床のポイント：
小児では，中枢気道の閉塞は粘液栓あるいは誤嚥された異物によって生じることが多い．40歳以下の成人では，通常，無気肺は粘液栓，異物，あるいは比較的良性の気管支内腫瘍（腺腫，カルチノイド）によりひき起こされる．40歳以上における気道閉塞の原因としては気管支原性肺癌が多い．

---

17 図8-13と8-14は，2人の術後患者の無気肺の症例である．中枢性閉塞による無気肺は，＿＿＿＿＿＿＿の患者に見られる．

A. 図8-13   B. 図8-14

その判断の根拠は何か？　＿＿＿＿＿＿＿．

A. シルエットサイン　　　B. エアブロンコグラム
C. エアブロンコグラムがないこと　　D. 縦隔の偏位

図8-14の症例において，最も考えられる原因は，＿＿＿＿＿＿＿である．

A. 線維化　B. 低換気　C. 胸水　D. 中枢気道の粘液栓

---

17 A. 図8-13

C. エアブロンコグラムがないこと（閉塞性無気肺）

C. 胸水（受動性無気肺）

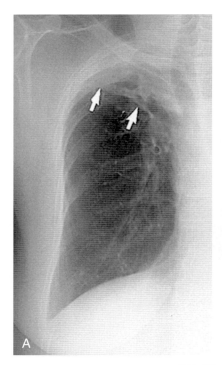
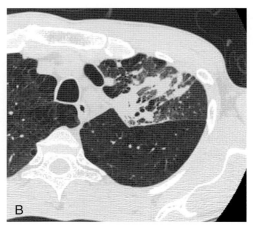

図 8-15(A, B)

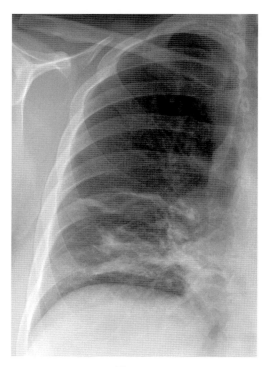

図 8-16

18 肺の線維化は，限局性のもの（たとえば，結核後の瘢痕，放射線による肺線維症など）であれ，びまん性のもの（たとえば，硅肺症やサルコイドーシスなど）であれ，肺容積の減少を来す．

図 8-15 において，右肺門は，_____．

A．挙上している　　B．下垂している　　C．正常位置にある

小葉間裂は，挙上している（矢印）．気管は，_____．

A．正常位置にある　　　　　B．左側に偏位している
C．右側に偏位している

この患者の右上葉の虚脱は，過去の放射線治療後の瘢痕化のためである．瘢痕性無気肺 (cicatrization atelectasis) という．図 8-15B は，左上葉の結核後の瘢痕の例である．

18

A．挙上している

C．右側に偏位している

肺サーファクタント（界面活性物質）は，肺胞の表面張力を低下させ，肺を膨らませやすくする．肺サーファクタントの減少は，肺容積の減少を招く．これを癒着性無気肺という．新生児呼吸窮迫症候群では，肺サーファクタントの不足による肺全体の無気肺を来す．

臨床のポイント：
低換気による無気肺は，全身麻酔や深い鎮静の後にしばしば生じる．その場合，肺底部の無気肺あるいは肺容積全体の減少を認めることが多い．

19 以下の病態における無気肺のメカニズムについて考えてみよう．

A．誤嚥したピーナツ　　_____　　　　閉塞性
B．鎮静剤の過剰投与　　_____　　　　瘢痕性
C．血胸　　_____　　　　　　　　　　受動性
D．過去の外科手術後の瘢痕　_____　　低換気
E．誤嚥した血液　　_____

19
A．閉塞性
B．低換気
C．受動性
D．瘢痕性
E．閉塞性

無気肺は区域枝レベルで起こることもあれば，肺実質の小さな領域にランダムに起こることもある．このような無気肺は，通常，肺野の索状陰影として認められ，しばしば板状無気肺と呼ばれる．図 8-16 は，低換気により生じた肺底部における板状無気肺の例を示している．

綴り換え遊び：Twelve plus one ＝ _____．

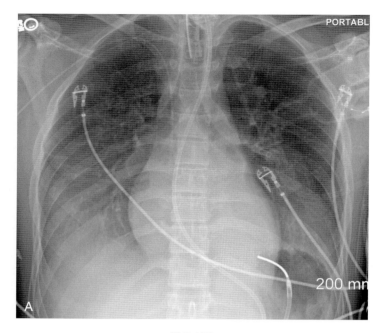

図 8-17A

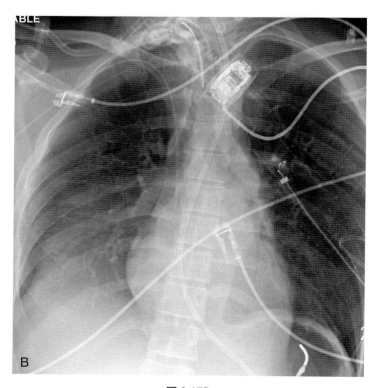

図 8-17B

復習

図 8-17A は，集中治療室（ICU）の患者の X 線写真である．これまでの章であなたが学んだ知識を駆使して，以下の設問に答えなさい．

シルエットサインはどの肺葉に病変があることを示唆しているか？
（複数選択可）

A. 右上葉　　　B. 右中葉　　　C. 右下葉
D. 左上葉　　　E. 舌区　　　　F. 左下葉

エアブロンコグラムは，＿＿＿＿．

A. 認められる　　　　B. 認められない

肺の虚脱の原因としては，＿＿＿＿が考えやすい．

A. 低換気　B. にんじんの誤嚥　C. 線維化　D. 粘液栓

図 8-17B は，その翌日に撮影されたものである．いくつかの変化がある．

A. 右上葉 ＿＿＿＿＿＿
B. 右中葉 ＿＿＿＿＿＿
C. 右下葉 ＿＿＿＿＿＿
D. 左上葉 ＿＿＿＿＿＿
E. 左下葉 ＿＿＿＿＿＿

前日と同様，虚脱している
前日と同様，含気がある
今は，虚脱している
今は，含気がある

C. 右下葉と F. 左下葉

B. 認められない

D. 粘液栓

A. 前日と同様，含気がある
B. 前日と同様，含気がある
C. 前日と同様，虚脱している
D. 前日と同様，含気がある
E. 今は，含気がある

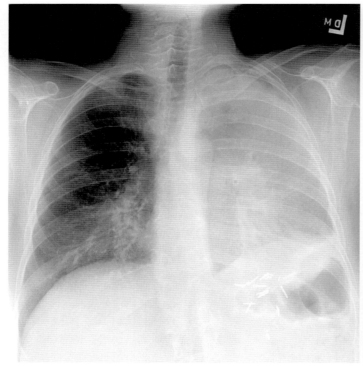

図 8-18

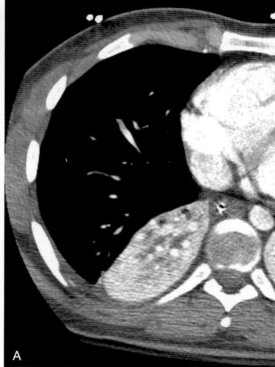

図 8-19A

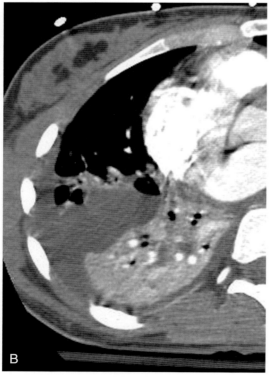

図 8-19B

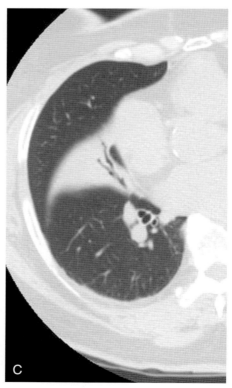

図 8-19C

ⅱ 図 8-18 は，手術してから数時間後の別の患者である．

シルエットサインが，_____と_____の虚脱を示唆している．

A. 右上葉　　　B. 右中葉　　　C. 右下葉
D. 左上葉　　　E. 舌区　　　　F. 左下葉

肺の虚脱の直接的な所見は認められない．間接所見はどれか？（複数選択可）

A. エアブロンコグラム　B. 気管の偏位　　C. 心臓の偏位
D. 横隔膜の挙上　　　　E. 葉間裂の下垂　F. 高濃度の肺葉

綴り換え遊び：Twelve plus one ＝ eleven plus two.

ⅱ

D. 左上葉；E. 舌区

B. 気管の偏位
C. 心臓の偏位
D. 横隔膜の挙上
F. 高濃度の肺葉

ⅲ 図 8-19 の A から E は肺の虚脱を伴った 5 人の ICU 患者である．それぞれの画像における虚脱の成因を考えてみよう．

図 8-19A _____　　　A. 受動性
図 8-19B _____　　　B. 瘢痕性
図 8-19C _____　　　C. 低換気
図 8-19D _____　　　D. 閉塞性
図 8-19E _____　　　E. 非閉塞性

ⅲ 図 8-19A　D. 閉塞性（気管支内に粘液栓）
図 8-19B　A. 受動性（胸水）
図 8-19C　E. 非閉塞性（気管支は開存）
図 8-19D　A. 受動性（気胸）
図 8-19E　B. 瘢痕性（肺炎後）

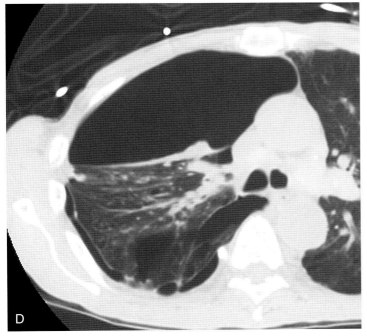

図 8-19D

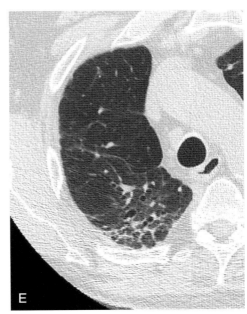

図 8-19E

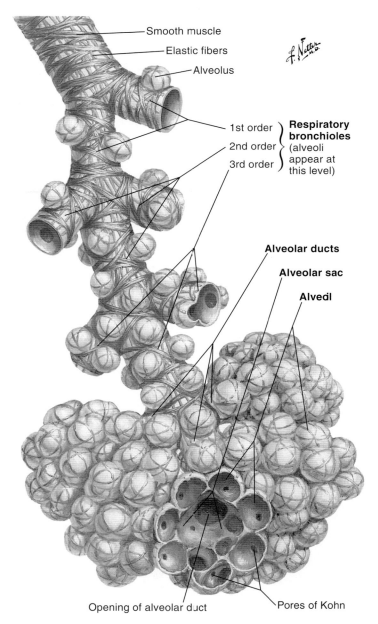

A **Structure of intrapulmonary airways**

図 9-1A

www.netterimages.com.©Elsevier Inc. All rights reserved.

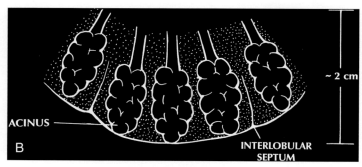

図 9-1B

肺病変のパターン

Patterns of Lung Disease

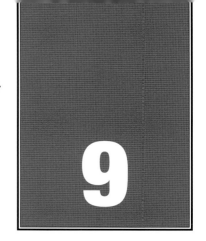

　これまでの章では，肺区域あるいは肺葉のコンソリデーションや虚脱の成因を見てきた．この章では，びまん性あるいは限局性の肺疾患の別の病態に目を向けてみよう．疾患に対する肺の変化のパターンは限られている．間質は肥厚することもあれば，菲薄化することもあり，肺胞は液体で満たされることもあれば，空気で過膨張となることもある．また，これらの変化はびまん性のこともあれば限局性のこともあり，さらに急性の経過をたどる場合もあれば慢性の経過をたどる場合もある．これらを組み合わせると，16通りの組み合わせが考えられる．すなわち（間質が厚いか，薄いか），（肺胞内が液体か，空気か），（限局性か，びまん性か），（急性か，慢性か）である．でも安心してほしい．本章では，このうちで最も頻度の多い組み合わせのみを扱う．これら4つの基本要素が胸部X線写真の読影および疾患の鑑別に役立つのである．

1　まずは，簡単なおさらいから．胸部X線写真のルーチンの読影手順は？ 　　"Are There Many Lung Lesions?" 　　　A =＿＿＿＿＿＿＿＿＿＿＿＿＿＿ 　　　T =＿＿＿＿＿＿＿＿＿＿＿＿＿＿ 　　　M =＿＿＿＿＿＿＿＿＿＿＿＿＿＿ 　　　L =＿＿＿＿＿＿＿＿＿＿＿＿＿＿ 　　　L =＿＿＿＿＿＿＿＿＿＿＿＿＿＿ もしわからなかったら，第3章の読影手順を見直そう．	1　A = Abdomen：腹部 　　T = Thorax：胸郭（骨および軟部組織） 　　M = Mediastinum：縦隔 　　L = Lung：肺（一側） 　　L = Lung：肺（両側）
2　基本概念として，肺は2つの要素，すなわち支持組織（動脈，静脈，気管支など）である＿＿＿＿と，空気の袋である＿＿＿＿からなる． 　A．細葉　　B．肺胞　　C．小葉　　D．間質 肺胞が集まって細葉を構成し，さらに細葉が集まって二次小葉を構成する．図9-1Aおよび9-1Bを参照してほしい．	2　D．間質 　　B．肺胞
3　正常な胸部X線写真で観察可能な「間質」は，基本的には，分岐する肺血管である．それらは分岐を繰り返し，末梢では見えなくなるが，それは＿＿＿＿ためである． 　A．シルエットサインの　　B．エアブロンコグラムサインの 　C．あまりにも高濃度の　　D．X線写真の分解能の限界の	3　D．X線写真の分解能の限界の

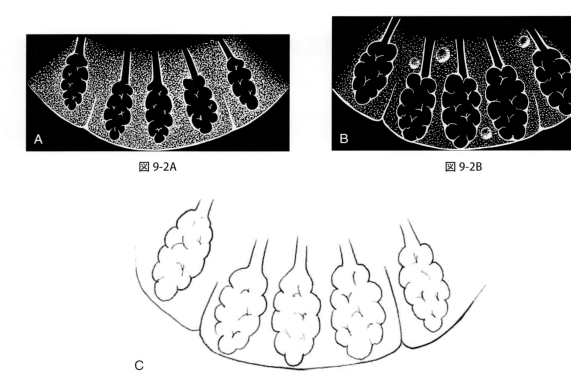

図 9-2A

図 9-2B

図 9-2C

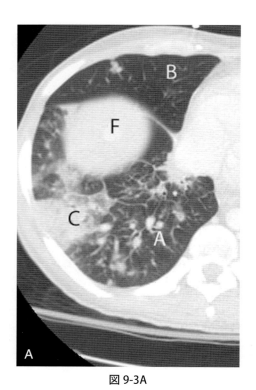

図 9-3A

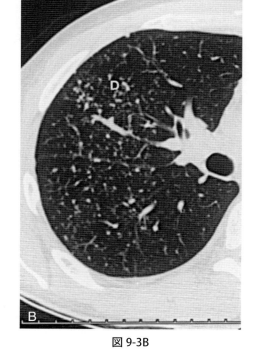

図 9-3B

4 正常な含気のある肺胞は個々を X 線写真で描出するには小さすぎるが，全体としては，均一な X 線＿＿＿＿＿＿＿の像を示す．

　　A．透過性　　　　　　　　B．不透過性

ほとんどの肺疾患において肺野濃度は上昇する．間質が肥厚した場合，X 線写真や CT において，間質はより末梢まで観察可能となる．間質の肥厚がびまん性に生じると，X 線写真上，線状（網状）陰影が認められる（図 9-2A）．逆に，間質の肥厚が散在性に生じると，X 線写真上，多数の粒状影＊が認められる（図 9-2B）．また，肺胞が液体で満たされた場合は，その領域は X 線不透過になり間質はその陰影の中に埋没して見えなくなってしまう（図 9-2C）．

5 以下のパターンを図 9-3A および 9-3B の CT の各像に当てはめてみよう．

　　(1)　正常　　　　　　　　　　　　　　図の A
　　(2)　肺胞性病変　　　　　　　　　　　図の B
　　(3)　線状（網状）の間質陰影　　　　　図の C
　　(4)　粒状の間質陰影　　　　　　　　　図の D
　　(5)　横隔膜　　　　　　　　　　　　　図の F

心の目で（別に何でもかまわないのだが），図 9-2 のパターンと図 9-3 のパターンを重ね合わせてみよう．

---

4 A．透過性（黒い）

＊訳注：原著の表記は"multiple nodules"で，直訳すれば「多発結節影」であるが，日本では10mmの結節影は「粒状影」とすることが多い．

5
(1)　図の B
(2)　図の C
(3)　図の A
(4)　図の D
(5)　図の F

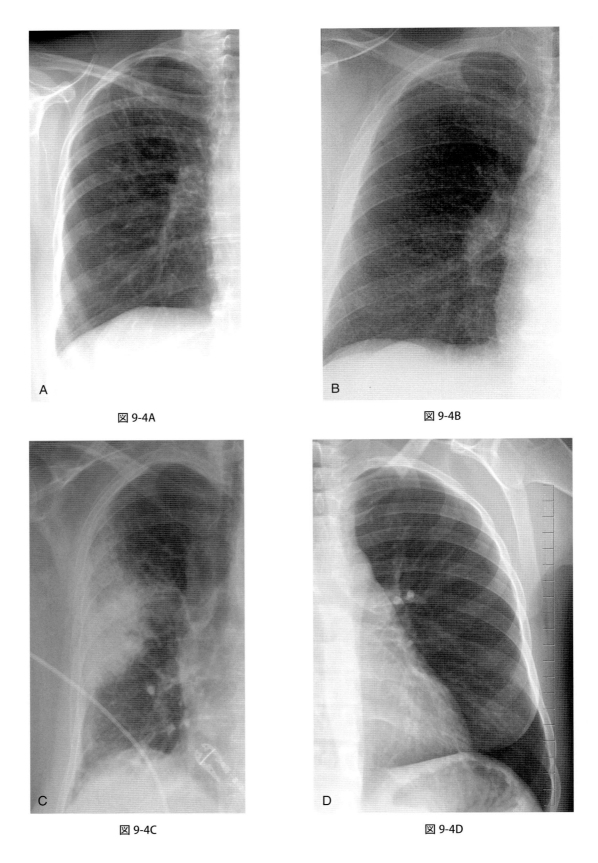

図 9-4A

図 9-4B

図 9-4C

図 9-4D

9. 肺病変のパターン

6 以下の陰影パターンは図 9-4 A〜D のどれに当てはまるだろうか.

(1)　正常　　　　　　　　　　　　　図 9-4A
(2)　肺胞性病変　　　　　　　　　　図 9-4B
(3)　線状（網状）の間質陰影　　　　図 9-4C
(4)　結節状の間質陰影　　　　　　　図 9-4D

6
(1)　図 9-4D
(2)　図 9-4C
(3)　図 9-4A
(4)　図 9-4B

7 今度は，特徴的なパターンを見てみよう．間質性肺疾患において，気管支血管周囲組織が肥厚している場合，血管あるいは肺紋理は_____．

A．より明瞭になる　　B．不明瞭になる　　C．消失する

一方で，肺胞の含気は保たれる．よって，間質性肺疾患の基本像は，肺野には含気があり，肺紋理が増強して見える像である．

7 A．より明瞭になる

臨床のポイント：
ほとんどのびまん性間質性肺疾患は慢性の経過を示し，通常は線維化が原因である．また，急性のびまん性間質性肺疾患は，肺水腫やウイルス性もしくはマイコプラズマ肺炎が原因のことが多い．

8 図 9-4A と 9-4B では，間質陰影が明瞭に認められる．間質陰影は，肺のある領域に存在する場合（限局性）と，肺全体に広がっている場合（びまん性）がある．

図 9-4A で主に見られる陰影のパターンは_____で，_____に存在する．

A．線状　　B．粒状　　C．びまん性　　D．限局性

図 9-4B で主に見られる陰影のパターンは_____で，_____に存在する．

A．線状　　B．粒状　　C．びまん性　　D．限局性

8

A．線状
C．びまん性

B．結節状
C．びまん性

9 一般に，急性と慢性の間質性肺疾患は類似した像を示す．肺紋理が不明瞭で，歪みがない（すなわち正常な分岐パターンの）場合は，おそらく_____の疾患であろう．

A．急性　　　　　　　　B．慢性

肺紋理が明瞭で，歪みがある（鋭角な分岐，不規則なパターン，湾曲しているなど）場合は，おそらく慢性の疾患であろう．

9 A．急性

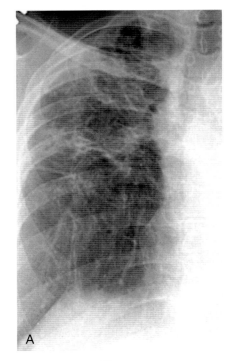

図 9-5A

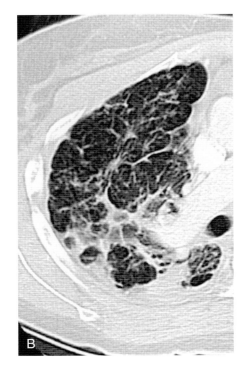

図 9-5B

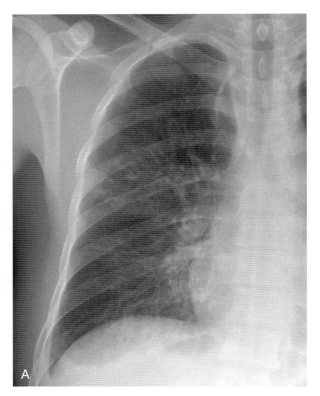

図 9-6A

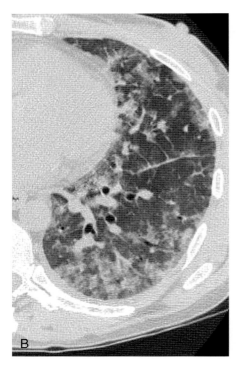

図 9-6B

臨床のポイント：
急性と慢性を見分ける最も確実な手段は，過去の画像を参照すること，あるいは，病歴を調べることである．これは決してカンニングではない．患者のために正しい解答を導き出すための最善策なのである．

10 図9-5A はびまん性間質性肺疾患の例である．間質陰影は_____している．

A．増強　　　　　　　　B．減弱

一方，肺胞には含気が_____．

A．ある　　　　　　　　B．ない

肺紋理は_____，_____ため，慢性の経過と考えられる．

A．歪みがあり　　　　　B．歪みがなく
C．境界明瞭である　　　D．境界不明瞭である

図9-5B のCT では，線維化による，歪みのある，鮮明な間質が認められる．また，残りの肺野の含気は保たれている．

10 A．増強

A．ある

A．歪みがあり
C．境界明瞭である

11 図9-6A では，間質陰影は，_____しており，含気は保たれている．

A．増強　　　　　　　　B．減弱

増加している間質陰影は，_____（複数選択可）．

A．歪みがある　　　　　B．歪みがない
C．境界明瞭である　　　D．境界不明瞭である

図9-6B でも，間質陰影は増強しているものの，あまり境界明瞭ではなく，歪みもない．図9-6A と B はいずれも急性の病態である．

11 A．増強

B．歪みがない
D．境界不明瞭である

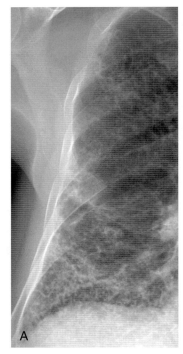

図 9-7A

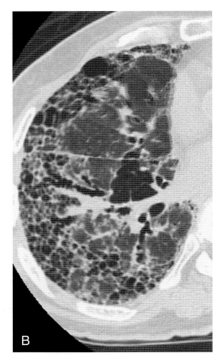

図 9-7B

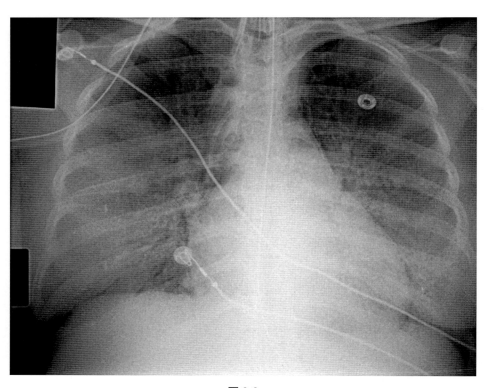

図 9-8

線維化の別の形態に「蜂窩肺」がある．線維化により，胸膜直下に多数の小さな囊胞が形成され，その囊胞はしばしば積み重なって層をなす．図 9-7A と 9-7B はそれぞれ，蜂窩肺の X 線写真と CT 像である．

12 次の陰影パターンにもっとも当てはまる経過を選ぼう．

陰影のパターン
1. 間質性陰影が増強している．
2. 間質性陰影が非常に明瞭である．
3. 間質性陰影が不明瞭である．
4. 間質性陰影が歪んでいる．
5. 間質性陰影が数日のうちに変化する．

考えやすい経過
A. 急性
B. 慢性
C. 急性あるいは慢性

12
1. C. 急性あるいは慢性
2. B. 慢性
3. A. 急性
4. B. 慢性
5. A. 急性

これまで，大多数のびまん性間質性肺疾患が慢性であることを学んできた．これに対して大多数の肺胞性疾患（肺胞性コンソリデーション）は，限局性，多発性，びまん性いずれにおいても急性の経過を示す．肺胞性疾患では含気腔は液体（たとえば，漏出液，血液，喀痰，膿，細胞）で占拠され，肺野は含気を失う（不透過，コンソリデーション）．肺胞の陰影パターンは均一（葉あるいは区域性）なこともあれば，全肺にわたり斑状あるいは散在性に存在することもある．

13 図 9-8 では，両肺に＿＿＿＿＿病変が認められる．

A. 肺胞性　　　　B. 間質性

コンソリデーションの部分では，正常の間質陰影が観察＿＿＿＿＿．

A. できる　　　　B. できない

この現象は，＿＿＿＿＿の場合と似ている．水濃度の肺が水濃度の肺血管（間質）に直接，接しているためにそうなるのである．

A. シルエットサイン　　　　B. エアブロンコグラムサイン

肺胞性コンソリデーションは，水濃度の肺が水濃度の構造に接する場合において，横隔膜，心臓，大動脈あるいは脈管のシルエットサインを形成する．

13 A. 肺胞性

B. できない

A. シルエットサイン

14 エアブロンコグラム（覚えているかな？）は，通常，＿＿＿＿＿疾患において見られる．

A. 肺胞性　　　　B. 間質性

これは，多くの＿＿＿＿＿気道が，コンソリデーションを来した肺（水濃度）にとり囲まれるためである．

A. 開存した　　　　B. 閉塞した

よほど重症でない限り，間質性疾患では気管支は含気のある肺に囲まれる．

14 A. 肺胞性

A. 開存した（空気を含んでいる）

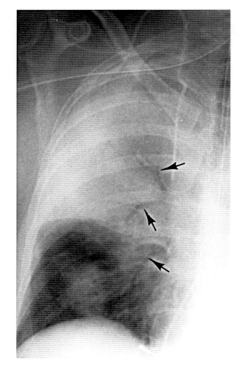

図 9-9

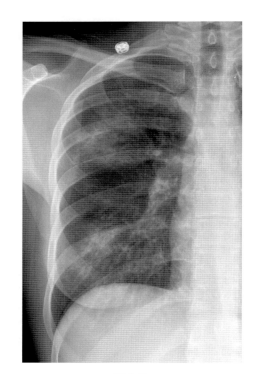

図 9-10

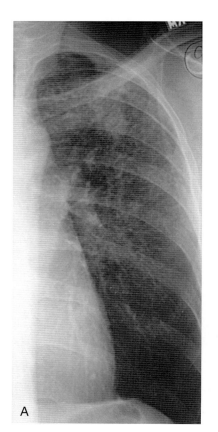

図 9-11A

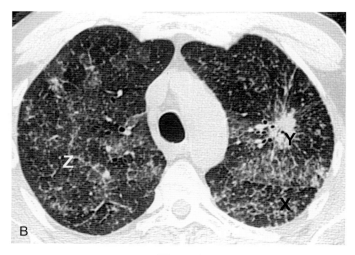

図 9-11B

9. 肺病変のパターン　161

図9-9は，多発性のコンソリデーションの例である．右上肺野には，エアブロンコグラム（矢印）と心臓上部および縦隔とのシルエットサインが認められる．これらは，肺胞性疾患における3つの重要なサインである．右下肺野では，エアブロンコグラムやシルエットサインを伴わない限局性のコンソリデーションも見られる．

臨床のポイント：
急性のびまん性肺胞性疾患の原因で多いものは細菌性肺炎と重症肺水腫である．急性の限局性肺胞性病変の原因として多い疾患も感染症である．亜急性の肺胞性コンソリデーションは，しばしば肉芽腫性感染症（結核，真菌）が原因となる．

15 図9-10は，多発性の限局性肺胞疾患の例である．コンソリデーションの領域では，肺紋理は＿＿＿＿＿＿．

　A．見える　　　　　　　　B．見えない

エアブロンコグラムは，＿＿＿＿肺胞性コンソリデーションにおいては，認められないことがある．

　A．大きな　　　　　　　　B．小さな

病変の経過は，＿＿＿＿をもって最も正確に評価することができる．

病歴は診断の助けにはなるが，信頼性においては劣っている．

15 B．見えない

B．小さな

過去の画像

困ったことに，疾患の中には肺胞性コンソリデーションと間質肥厚の両者をあわせ持つものがある．また，「すりガラス様」陰影（浴室のドアのガラスを思い浮かべてみよう）という中間の濃度も存在する．「すりガラス様」陰影においては，血管が透けてみる程度の濃度上昇を来す．この陰影は，非特異的であり，部分的な肺胞浸潤でも高度の間質肥厚でも生じうる．

16 図9-11では，さまざまな陰影パターン，すなわち肺胞性，間質性，そしてすりガラス様陰影が認められる．図9-11BのCTで，次の陰影を確認しよう．

　A．肺胞性　　　　　　　　X
　B．間質性　　　　　　　　Y
　C．すりガラス　　　　　　Z

16

A．Y
B．Z
C．X

臨床のポイント：
限局性肺胞性コンソリデーションの重要な形態に，腫瘤あるいは結節がある（これが有名な"spot on the lung"である）．限局性コンソリデーションが明瞭な境界を有しており，その径が3cm以上である場合は"腫瘤（mass）"と表現される．一方，3cm未満の場合は"結節（nodule）"と呼ばれる*．

＊訳注：さらに1cm未満の場合を粒状影と呼ぶ．

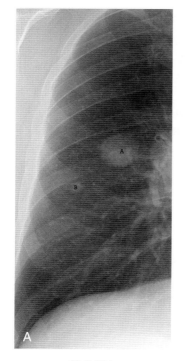

図 9-12A

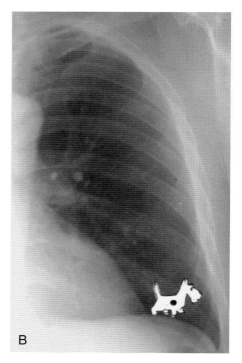

図 9-12B

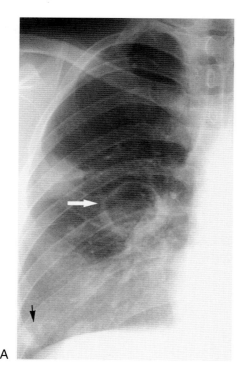

図 9-13A

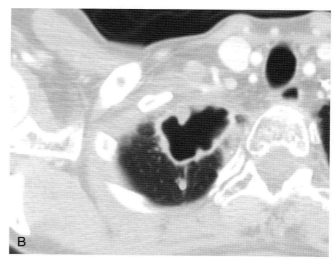

図 9-13B

17 図 9-12A では，2 つの限局性の_____を認める．

　A．肺胞性陰影　　　　　　B．間質性陰影

それらは，_____境界を有する．

　A．明瞭な　　　　　　　　B．不明瞭な

17 A．肺胞性陰影

　　A．明瞭な

18 図 9-12A の大きな方の陰影（A）は，3cm よりも大きい．これは，_____と呼ばれる．

　A．コンソリデーション　　B．結節　　C．腫瘤　　D．浸潤影

図 9-12A の小さな方の陰影（B）は 1.2cm であり，これは，結節と呼ばれる．

図 9-12B では，横隔膜上に_____が認められる．

　A．腫瘤　　　　　　B．結節　　　　　　C．"spot on the lung"

18 C．腫瘤

　　C．"spot* on the lung"

＊訳注："spot"には，「結節の影」という意味と犬の名前「スポット（日本なら差し詰め「ポチ」）」がかけられている．

臨床のポイント：
若年者において，慢性の肺胞性コンソリデーションや結節，腫瘤はほとんどが時間の経った感染あるいは炎症性肺疾患によるものである．一方，40 歳以上の患者では，癌の可能性が高くなる．

19 いずれの肺胞病変（浸潤影，腫瘤，結節）も壊死あるいは乾酪壊死を来した際には，しばしば，液状化した物質が排出され，_____に置き換わる．

　A．空気　　B．血液　　C．膿　　D．粘液

空洞の中心部は，_____を呈する．

　A．X 線不透過性　　B．X 線透過性　　C．不明瞭

図 9-13A では，空洞性腫瘤（白矢印）を認める．空洞性結節（黒矢印）も空洞のない腫瘤もいずれも肺転移によるものである．一方，図 9-13B は，感染に伴う空洞性病変（膿瘍）である．

19 A．空気

　　B．X 線透過性

20 壊死物質の一部だけが排出された場合，空洞内には空気と液体が存在する．患者が立位の時，液体は下方へ，空気は上方へ移動する．

液面形成（air-fluid level）は，_____撮影では認められない．

　A．立位　　B．側臥位　　C．斜位　　D．背臥位

その場合は，X 線ビームが液面と垂直に進入するためである．

20 D．背臥位

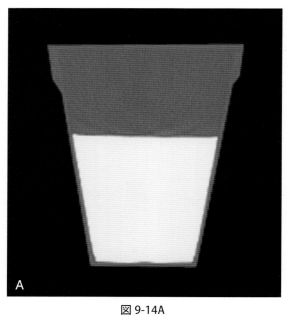

図 9-14A

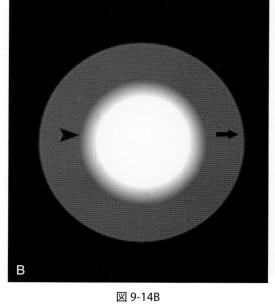

図 9-14B

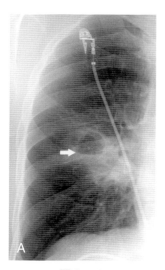

図 9-15A

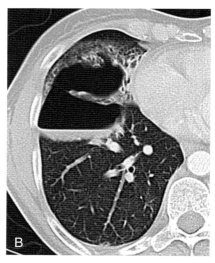

図 9-15B

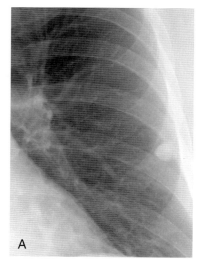

図 9-16A

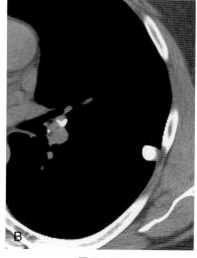

図 9-16B

21 図 9-14A と 9-14B は，半分まで水の入った発泡スチロール製カップである．どちらが水平投射の X 線で撮影されたものだろうか？　　　　　．

A．図 9-14A　　B．図 9-14B　　C．いずれでもない　　D．両方とも

図 9-14B では，カップの境界（矢印）が非常に鮮明であるが，水の境界（矢頭）はあまり鮮明ではない．これは，水柱の径が水面部では底部より大きく，2 つの辺縁が完全には重ならない状態で上から観察しているためである．

21 A．図 9-14A

22 図 9-14 のような場合，"half full（半分ある）"と"half empty（半分カラ，半分しかない）"のいずれの表現がふさわしいだろうか？

A．それは，飲んでいる人か支払いをする人かの立場によって決まる．
B．どちらも間違い．単にコップが大きすぎるだけ．
C．"Half full"（$1 \times 1/2 = 1/2$）
D．"Half empty"（$0 \times 1/2 = 0$）

(geekswithblogs.net より)

22 C．"Half full"

図 9-15A では，空洞化を来した右上葉肺炎の中に液面形成（矢印）を認める．また，図 9-15B では，右中葉の膿瘍内に液面形成を認める．図 9-13 と比較してみよう．図 9-13 では，空洞内に液体を認めない．

23 肉芽腫性感染において，乾酪様の物質が排出されない場合は，病変は治癒し，肉芽腫（瘢痕）が形成される．肉芽腫はしばしば石灰化する．図 9-16A では左中肺野に結節影を認める．この結節は肋骨に比べて濃度が　　　　．

A．高い　　　　　　　　B．低い

よって，結節は，　　　　　濃度と考えられる．

A．空気　　B．水　　C．軟部組織　　D．石灰化

この石灰化肉芽腫は，おそらく　　　　　である．

A．治癒後の瘢痕　　　　B．前癌病変
C．活動性の結核　　　　D．これらのいずれか

図 9-16B は，同じ肉芽腫の CT 像である．

23 A．高い

D．石灰化（金属）

A．治癒後の瘢痕

臨床のポイント：
高度の石灰化は肺においては良性疾患を示す大切なサインである．治癒後の結核やヒストプラズマ症*が肺肉芽腫の原因の主なものである．図 9-16B では，肺門部に石灰化リンパ節も認められるが，これは X 線写真では指摘困難である．

*訳注：ヒストプラズマ症は日本ではきわめて稀である．

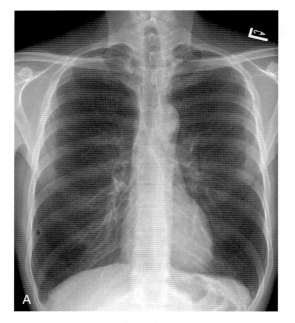
図 9-17A

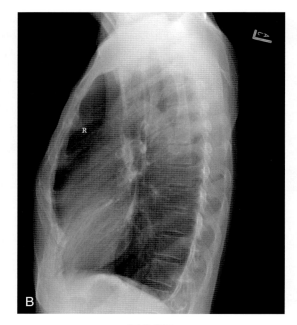
図 9-17B

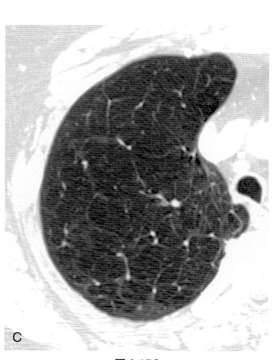
図 9-17C

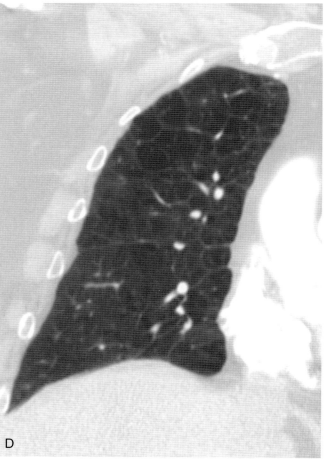
図 9-17D

肺野の透過性が亢進する病態は多くない．肺が過膨張した場合，肺野の透過性は亢進する．これは，一定量の組織がより大きな体積に分散されるためである．間質が破壊された場合（たとえばブラ形成）でも肺野の透過性は亢進する．これは，X線を吸収する間質が減少するためである．ブラあるいは肺紋理が減少した領域が，正常に分枝する血管と置き換わる（図9-17）．また，空洞および気腫は限局性の透過性亢進をもたらす．

24 正面像では，横隔膜の変化が過膨張を示唆する．図9-17では横隔膜は平坦で，＿＿＿＿．

　　A．正常位置にある　　　B．挙上している　　　C．下降している

正常では，横隔膜は＿＿＿＿後部肋骨のレベルにある．

　　A．第7-8　　　　　B．第9-10　　　　C．第11-12

24 C．下降している

B．第9-10（第10より下方で過膨張）

25 過膨張は側面像でも評価できる．図9-17Bで胸骨は＿＿＿＿．

　　A．正常である　　　　B．突出している　　　C．沈下している

上行大動脈と胸骨の間隙である「胸骨後腔」(R)は＿＿＿＿．

　　A．正常である　　　　B．拡大している　　　C．縮小している

前後径は増大している（ビア樽状の胸郭）．

過膨張とブラの合併（疎なあるいは，歪みのある肺紋理もしくは，肺の破壊）を認めた場合は肺気腫が疑われる．図9-17Cと9-17Dで，薄い壁を有するブラがもたらす嚢胞領域と既存構造の歪みに注目しよう．

25 B．突出している

B．拡大している

臨床のポイント：
気管支喘息の場合も肺の過膨張を生じるが，ブラは認められない．とても背が高く，やせた健常人も「長い肺野」を呈し，あたかも過膨張があるかのように見える(pseudo-hyperinflation)．

実際の臨床の現場では，これらの典型的な陰影パターンがしばしば重複する．しかしながら，本章で述べたような診断アプローチを用いることで，所見を総合的に考察し，鑑別診断を導きだすことが可能となる．

綴り換え遊び：Snooze alarms ＝ ＿＿＿＿＿＿＿＿＿＿＿＿＿＿．

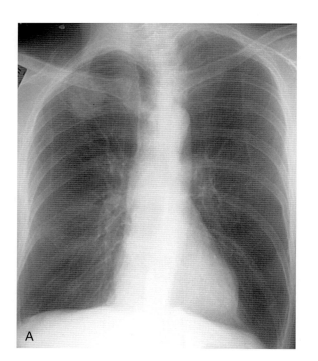

図 9-18A

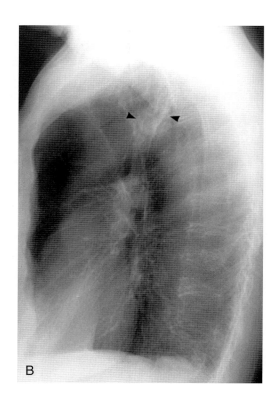

図 9-18B

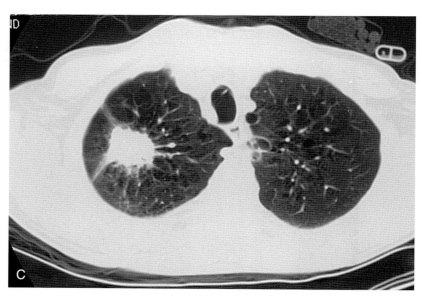

図 9-18C

9. 肺病変のパターン

復習 / REVIEW

i びまん性間質性肺疾患の画像所見について正しいものはどれか？

肺紋理は，＿＿＿＿する．
A．増強　　　　　　　　B．減少

A．増強

肺野には，含気が＿＿＿＿．
A．認められる　　B．認められない　　C．過剰である

A．認められる

エアブロンコグラムは，＿＿＿＿．
A．よく認められる　　　　B．まず認められない

B．まず認められない

シルエットサインは，＿＿＿＿．
A．認められる　　B．認められない　　C．認められることもある

B．認められない

慢性びまん性間質性肺疾患の所見は，＿＿＿＿と＿＿＿＿である．
A．毛羽立った境界　　B．既存構造の歪み　　C．蜂窩肺
D．限局性の陰影　　　E．週単位での変化

B．既存構造の歪み
C．蜂窩肺

ii 図9-18A，9-18Bは同一の患者であるが，2つの疾患を有している．

この患者は，全体としてはどのような肺疾患を有しているか？＿＿＿＿．
A．肺炎　　　　　　　B．気管支喘息
C．慢性閉塞性肺疾患（COPD）　　D．肺水腫

C．慢性閉塞性肺疾患（COPD）（肺気腫）

右上葉には，＿＿＿＿も認める（図9-18B*の矢頭）．
A．腫瘤　　B．浸潤影　　C．空洞　　D．結節

A．腫瘤

＊訳注：原著では，「9-17B」となっているが間違いと思われる

この患者は，＿＿＿＿であったと考えられる．
A．大酒家　　　　　　B．ヘビースモーカー
C．異性関係が豊富　　D．よく徹夜する人

B．ヘビースモーカー

図9-18CのCTから，胸部X線写真の所見および彼の個人的嗜好に関する推論をどのように確証しただろうか？（画像上のあらゆる情報を活用すべし！）

＿＿＿＿＿＿＿＿＿＿＿＿＿＿＿＿＿＿＿＿＿＿＿＿＿＿＿＿＿．

右上葉の腫瘤（肺癌），ブラ，左胸ポケットの煙草とライター

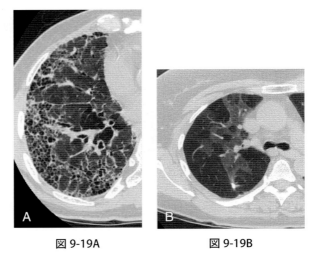

図 9-19A　　　　　図 9-19B

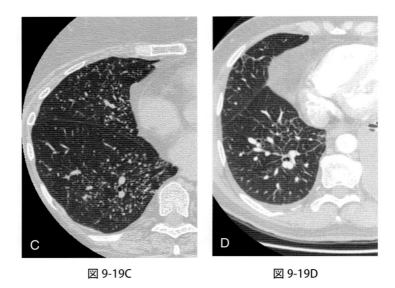

図 9-19C　　　　　図 9-19D

iii CTの所見にあてはまる用語を選ぼう．

図 9-19A	_____	粒状
図 9-19B	_____	蜂窩肺
図 9-19C	_____	網状，線状
図 9-19D	_____	すりガラス

オンラインの追加コンテンツ第2章には，肺疾患のCT所見に関するさらなる記載があるので，よかったら読んでみよう．

綴り換え遊び：Snooze alarms＝Alas, no more Z's!

---

iii

図 9-19A	蜂窩肺
図 9-19B	すりガラス
図 9-19C	粒状
図 9-19D	網状，線状

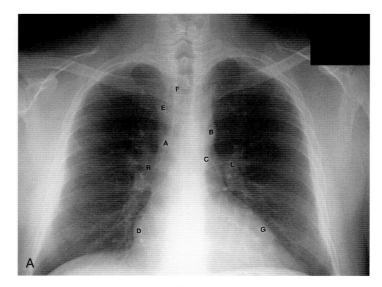

図 10-1A

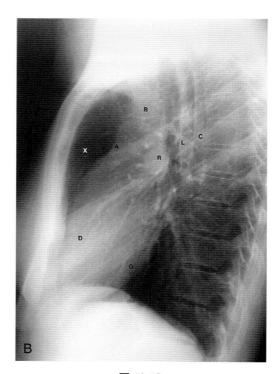

図 10-1B

縦隔の理解

Understanding The Mediastinum

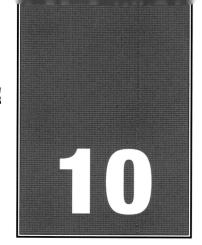

縦隔は左右の肺の間にあり，肺とは内側壁側胸膜により境いされている．縦隔の病変は通常軟部組織の濃度を示し，かつ軟部組織に取り囲まれていることから胸部単純写真では発見が難しい．縦隔病変は部分的または全体的な縦隔の拡大，隣接する構造物の偏位・圧排を生じ，シルエットサインを示すこともある．

1 縦隔の境界についておさらいしよう．図10-1Aでは，それぞれ何を示しているか？

A = _____	大動脈弓
B = _____	上行大動脈
C = _____	下行大動脈
D = _____	心臓の左縁
E = _____	心臓の右縁
F = _____	気管の右壁
G = _____	上大静脈

（左右の肺動脈［LとR］は肺門の陰影を形成しているが，縦隔内ではなく肺内の構造物である）

2 胸部正面像では縦隔の構造の大部分が重なっているので，側面像が読影の助けになることも多い．図10-1Bでは，それぞれ何を示しているだろうか．

A = _____	大動脈弓
B = _____	上行大動脈
C = _____	下行大動脈
D = _____	左心系
G = _____	左肺動脈
L = _____	右心系
R = _____	右肺動脈

胸骨と上行大動脈の間の透過性の高い領域（X）は胸骨後腔である．胸骨後腔には，前縦隔と左右の肺（上葉）が含まれる．

1
- A = 上行大動脈
- B = 大動脈弓
- C = 下行大動脈
- D = 心臓の右縁
- E = 上大静脈
- F = 気管の右壁
- G = 心臓の左縁

2
- A = 上行大動脈
- B = 大動脈弓
- C = 下行大動脈
- D = 右心系
- G = 左心系
- L = 左肺動脈
- R = 右肺動脈

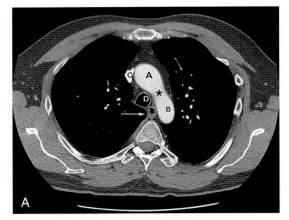

図 10-2A

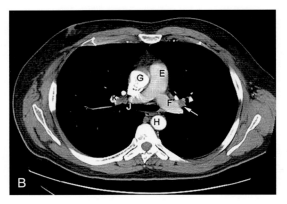

図 10-2B

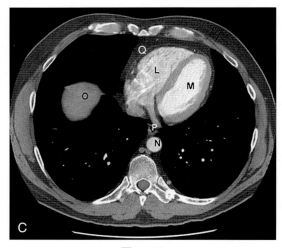

図 10-2C

3	第4章で学んだ縦隔のCT解剖を復習しよう．図10-2A, 10-2B, 10-2Cは，造影CT画像3枚である．これらは，＿＿＿＿＿＿＿条件で表示されている．		3	A．縦隔

A．縦隔　　　B．肺野　　　C．骨

4	図10-2Aは大動脈弓レベルの断面である．それぞれ何を示しているか？

A = ＿＿＿＿＿＿＿＿＿＿＿＿　大動脈弓
B = ＿＿＿＿＿＿＿＿＿＿＿＿　上行大動脈
C = ＿＿＿＿＿＿＿＿＿＿＿＿　下行大動脈
D = ＿＿＿＿＿＿＿＿＿＿＿＿　食道
＊ = ＿＿＿＿＿＿＿＿＿＿＿＿　上大静脈
→ = ＿＿＿＿＿＿＿＿＿＿＿＿　気管

4
A = 上行大動脈
B = 下行大動脈
C = 上大静脈
D = 気管
＊ = 大動脈弓
→ = 食道

5	図10-2Bは気管分岐部直下レベルの断面である．それぞれ何を示しているだろうか？

E = ＿＿＿＿＿＿＿＿＿＿＿＿　上行大動脈
F = ＿＿＿＿＿＿＿＿＿＿＿＿　下行大動脈
G = ＿＿＿＿＿＿＿＿＿＿＿＿　左肺動脈
H = ＿＿＿＿＿＿＿＿＿＿＿＿　肺動脈幹
J = ＿＿＿＿＿＿＿＿＿＿＿＿　正常サイズのリンパ節
K = ＿＿＿＿＿＿＿＿＿＿＿＿　右肺門（肺血管）
← = ＿＿＿＿＿＿＿＿＿＿＿＿　右主気管支

5
E = 肺動脈幹
F = 左肺動脈
G = 上行大動脈
H = 下行大動脈
J = 右主気管支
K = 右肺門（肺血管）
→ = 正常サイズのリンパ節

CT上，1cm未満のリンパ節は，健常人においても高頻度に見られる．

6	図10-2Cは心臓のレベルの断面である．それぞれ何を示しているだろうか．

L = ＿＿＿＿＿＿＿＿＿＿＿＿　下行大動脈
M = ＿＿＿＿＿＿＿＿＿＿＿＿　横隔膜のドーム（肝臓）
N = ＿＿＿＿＿＿＿＿＿＿＿＿　食道
O = ＿＿＿＿＿＿＿＿＿＿＿＿　右心室
P = ＿＿＿＿＿＿＿＿＿＿＿＿　左心室
Q = ＿＿＿＿＿＿＿＿＿＿＿＿　心膜

6
L = 右心室
M = 左心室
N = 下行大動脈
O = 横隔膜ドーム（肝）
P = 食道
Q = 心膜

7	縦隔は，＿＿＿＿＿＿＿以外のすべての動物において，左右の胸膜腔を完全に区分している．		7	B．アメリカンバッファロー

A．ウマ　　　　　　　　　　B．アメリカンバッファロー
C．オポッサム（フクロネズミ）　D．カンガルー

("動物と文明人のミッシングリンクがわれわれである"
　　　　　　　　　　　　　　——コンラート・ローレンツ)

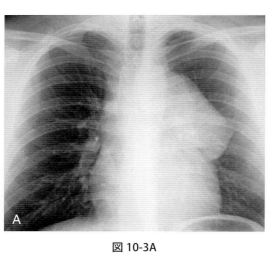

図 10-3A

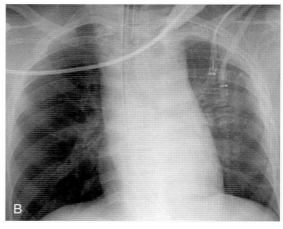

図 10-3B

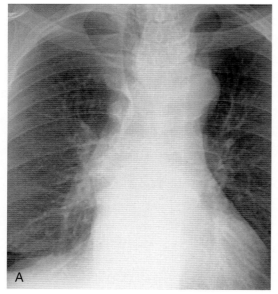

図 10-4A

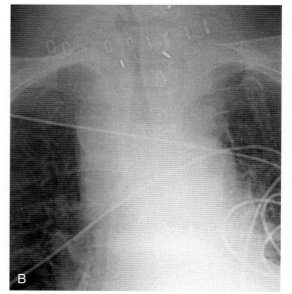

図 10-4B

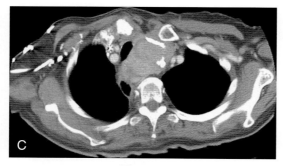

図 10-4C

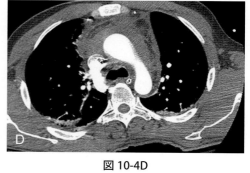

図 10-4D

8 縦隔の病変で最もよく認められる所見は，縦隔陰影の拡大である．腫瘍性病変のほとんどは，＿＿＿＿な拡大を起こす． 　A．局所的　　　　　　　B．全体的 一方，出血や感染のような浸潤性の疾患は通常，＿＿＿＿な拡大を起こす． 　A．局所的　　　　　　　B．全体的	**8** A．局所的 B．全体的
9 図 10-3A と 10-3B は，いずれも縦隔病変の症例である．どちらが腫瘍の症例だろうか？　＿＿＿＿． 　A．図 10-3A　　　　　　B．図 10-3B 図 10-3B では，出血による縦隔の拡大を認める．	**9** A．図 10-3A （腫瘍は局所的である）
10 縦隔腫瘍は，縦隔胸膜（縦隔に接する壁側胸膜）を肺の方へ圧排する．このため，肺と縦隔の境界は通常，＿＿＿＿である． 　A．鮮明　　　　　　　　B．不鮮明	**10** A．鮮明
11 縦隔のような閉じられたスペースに存在する腫瘍でも，近傍の構造物を偏位させたり，圧迫したりすることがある．また，それらに浸潤することもある．図 10-4A では，気管は，＿＿＿＿． 　A．正中にある　　　　　B．偏位している その内腔は，＿＿＿＿いる． 　A．開存して　　　　　　B．狭小化して 一方，図 10-4B では，気管は，＿＿＿＿． 　A．正中にある　　　　　B．偏位している その内腔は，＿＿＿＿いる． 　A．開存して　　　　　　B．狭小化して	**11** B．偏位している B．狭小化して （大動脈弓のレベル） A．正中にある B．狭小化して （圧迫されている）

図 10-4C は，甲状腺腫の CT 像であり，図 10-4A において気管を圧排しているのがわかる．図 10-4D は，縦隔内血腫の CT 像であり，図 10-4B において縦隔陰影が拡大している．

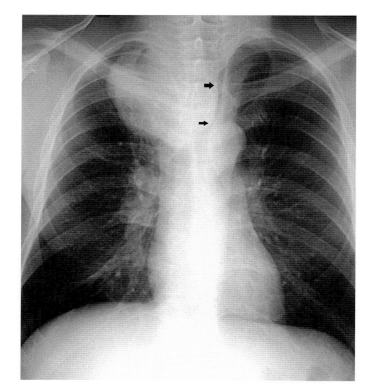

図 10-5

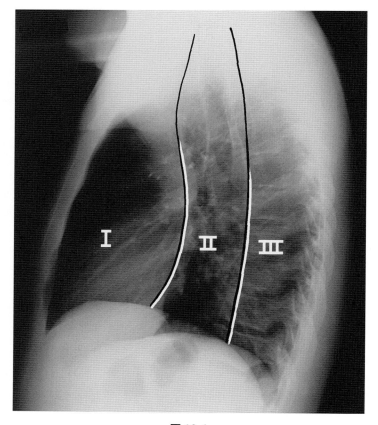

図 10-6

12 縦隔腫瘍が，同じ濃度の臓器に接していれば，その境界は不明瞭になる．すなわちシルエットサインである．

このサインは腫瘍の位置を特定するのに役立つ．図10-5では，巨大な腫瘍により_____の境界が不明瞭となっている．

　A．気管の右側　B．気管の左側　C．気管の両側　D．いずれでもない

気管は縦隔の中央に位置しているので，腫瘍が中縦隔にあると判断できる．

気管（矢印）は，_____．
　A．正中にある　　　　　　　B．狭小化している
　C．偏位している　　　　　　D．開存している
　E．狭小化および偏位している　F．開存し，偏位している

12
A．気管の右側（縦隔の右側）
E．狭小化および偏位している

鑑別診断を容易にするため，縦隔は前縦隔・中縦隔・後縦隔の3つに区分しよう．区分法に関してはいくつかの方式があるが，いずれも完全とはいえず，実際の解剖的構造や疾患の分布とこれらの区分にはしばしば矛盾がある．縦隔の区分法のなかで，フェルソンの方式は最も簡潔なものである（われわれも簡単な方が都合がよい）．
("まず，事実をきちんと把握するんだ．それから，そいつを好きなようにねじ曲げるのさ．"──マーク・トウェイン)

13 縦隔は，側面像をもとに3つに区分される．図10-6に示すように，前縦隔（I）と中縦隔（II）は，気管のすぐ前から_____の後ろを通る線で分けられる．
　A．食道　　　B．下行大動脈　C．気管　　　D．心臓

_____縦隔（II）と_____縦隔（III）は，椎体の前縁から1cm後ろを通る線で分けられる．
　A．前　　　　B．中　　　　C．後　　　　D．上

13 D．心臓
B．中
C．後

14 前縦隔の区画は，胸骨と_____の前縁の線の間になる．
　A．気管　　　B．右心室　　　C．左心室　　　D．これらすべて

前縦隔と中縦隔の境界線は，_____の後方に位置する．
　A．左心室　　　　　B．右心室　　　　C．上行大動脈
　D．胸骨後腔　　　　E．左右の心室　　F．A～Eのすべて

14 A．気管
F．A～Eのすべて

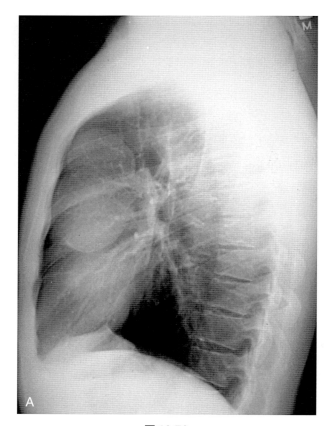

図 10-7A

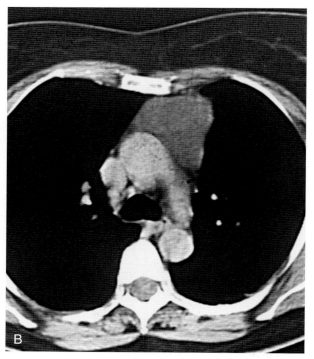

図 10-7B

15 側面像は，病変がどの縦隔区分にあるかを判別するのに有用である．

図 10-7A において，腫瘍は，＿＿＿＿＿＿＿縦隔にある．

A．前　　　B．中　　　C．後　　　D．上

腫瘍は，胸骨後腔を占拠している（図 10-1B と比べてみよう）．

15

A．前

---

16 どのような疾患（あるいは構造）が前縦隔の腫瘤影の原因となるのか，面白い覚え方を紹介しよう．Snow White（白雪姫）と Seven Dwarfs（7人の小人）は森に住んでいるのであるが，Big White と Five T's が前縦隔に住んでいる．この Big White とは，＿＿＿＿＿＿＿のことである．

A．胸骨　　　B．心臓　　　C．大動脈

Five T's とは Thyroid（甲状腺），Thymus（胸腺），Teratoma（奇形腫），Thoracic aorta（ascending）（上行大動脈），Terrible lymphoma（厄介なリンパ腫）のことである．（Big White については第 12 章で学ぶ．）

16 B．心臓

図 10-3A と図 10-7A の症例は，同じ患者の胸腺腫瘍である．一般に，前縦隔にある腫瘍を単純 X 線写真で鑑別することはきわめて難しく，CT が境界を知る上で参考になる．図 10-7B の CT では，前縦隔に辺縁鮮明で均一な濃度の腫瘤が上行大動脈の前方に描出されている．X 線の PA 像では，大動脈弓のシルエットサインを認める．

---

17 中縦隔の前方の境界は，上方においては，＿＿＿＿＿＿＿の前方の線である．

A．食道　　　B．気管　　　C．胸腺　　　D．心臓　　　E．脊椎

また，下方においては，＿＿＿＿＿＿＿の後方の線である．

A．食道　　　B．気管　　　C．胸腺　　　D．心臓　　　E．脊椎

中縦隔の後方の境界は，椎体前縁から 1cm 後ろを通る線である．

17 B．気管

D．心臓

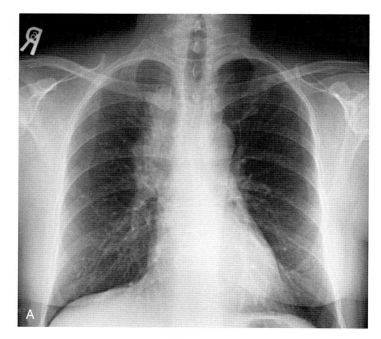

図 10-8A

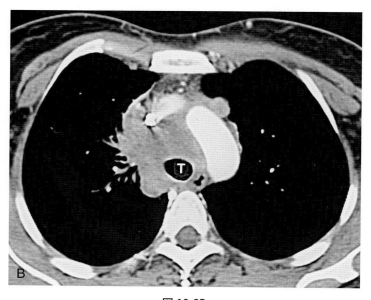

図 10-8B

18 復習しよう—— 縦隔の腫瘍性病変の多くは，局所的な縦隔の拡大を示す．一方，縦隔の浸潤性病変（出血，感染など）の多くは，全体的な縦隔の拡大を示す．	**18**
いずれの場合も，肺との境界は，_____で，_____偏位する． A．明瞭　B．不明瞭　C．肺に向かうように　D．肺から離れるように	A．明瞭 C．肺に向かうように
胸部X線写真で上行大動脈が見えない場合，_____あるいは_____が疑われる． A．肺炎（右上葉）　　　　B．胸腺腫瘍 C．食道腫瘍　　　　　　　D．肺門部リンパ節腫大	A．肺炎（右上葉） B．胸腺腫瘍
19 つぎの構造物のうち，中縦隔に存在するものはどれか？ A．食道　　B．リンパ節　　C．脊髄　　D．心臓 E．大動脈弓および下行大動脈　　F．気管　　G．甲状腺	**19** A．食道 B．リンパ節（前，中，後縦隔のすべてに存在する） E．大動脈弓および下行大動脈 F．気管
20 図10-8Aでは，分葉状の腫瘍により，気管の右壁が不明瞭となっている．気管は，_____に位置している． A．前　　　　　　　B．中央　　　　　　C．後	**20** B．中央
腫瘍は，肺に向かって_____の辺縁を呈する． A．凸　　　　　　　　　　B．凹	A．凸
腫瘍は，分葉状ではあるが明瞭な辺縁を示す．	

図10-8BのCTでは，腫大したリンパ節が気管（T）の右と前方に存在しているのがわかる．気管には圧迫による狭窄像は認められない．中縦隔の腫瘍の大半はリンパ節腫大によるものである．

臨床のポイント：
リンパ節の腫大が中縦隔の腫瘍影として最も頻度が高い．中縦隔のリンパ節腫大は，若年者ではサルコイドーシスによることが多く，高齢者では肺癌によることが多い．

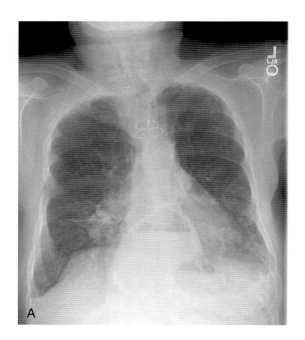

図 10-9A

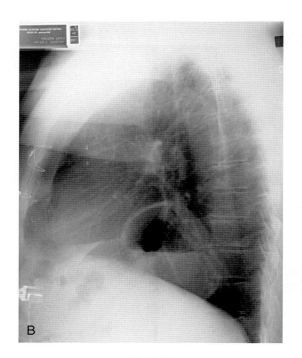

図 10-9B

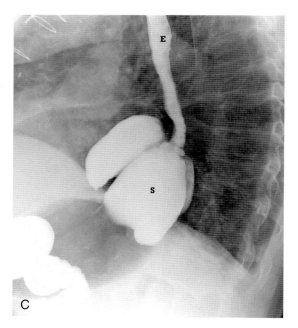

図 10-9C
Dr. Mellisa Wein, Medical College of Wisconsin のご厚意による

21	中縦隔の病変が食道由来と疑われる場合，適当な検査法は＿＿＿＿である．	21	B．バリウム造影検査*

A．CT　　　　B．バリウム造影検査　　　　C．MRI

＊訳注：CTと内視鏡検査の場合もあるかもしれない

もし充実性の腫瘍やリンパ節，気管の病変が疑われる場合，最も適当な検査法は＿＿＿＿である．

A．CT　　　　B．バリウム造影検査　　　　C．MRI

A．CT （あるいはC．MRI）

図10-9Aと10-9Bでは，液面形成が心臓の後方に認められる．図10-9Cは側面よりバリウムを嚥下しながら撮影（食道造影）したもので，大きな食道裂孔ヘルニア（胃が横隔膜の上に滑脱している）を認める（E：食道，S：胃）

気管を原発とする病変は比較的少ないが，近傍の病変により，気管が偏位あるいは狭小化することはしばしばある．したがって，気管には常に注意して読影することが肝要である．

22	血管構造が，縦隔内を走行していることを忘れてはいけない．	22	A．前

上行大動脈は＿＿＿＿縦隔の右寄りにある．

A．前　　　　B．中　　　　C．後

大動脈弓は，＿＿＿＿縦隔内を右から左にかけて走行する．

A．前　　　　B．中　　　　C．後

B．中

下行大動脈は通常，前外側から椎体の前縁にかけて位置する．フェルソンの縦隔の区分では，下行大動脈は，＿＿＿＿縦隔に位置する．

A．前　　　　B．中　　　　C．後

B．中

下行大動脈は年齢とともに蛇行するようになり，側面像では通常，椎体に重なって見える．

縦隔に生息する3種の鳥の名称は？
(1) ESOPHO-GOOSE; (2) AZI-GOOSE; (3) THORACIC-DUCK
（esophagus「食道」，azygos vein「奇静脈」，thoracic duct「胸管」）

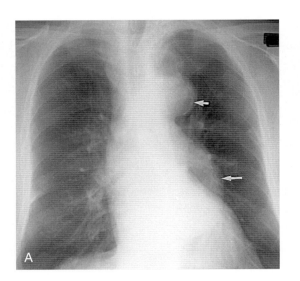

図 10-10A

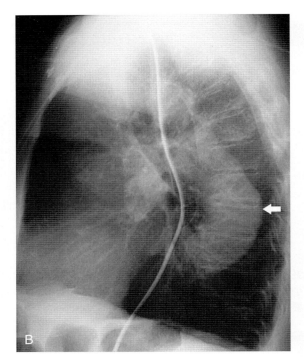

図 10-10B

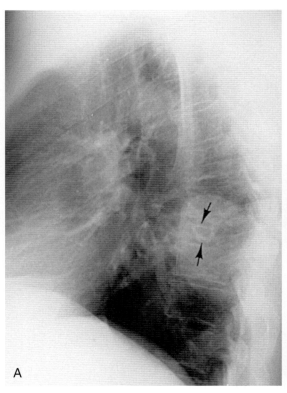

図 10-11A

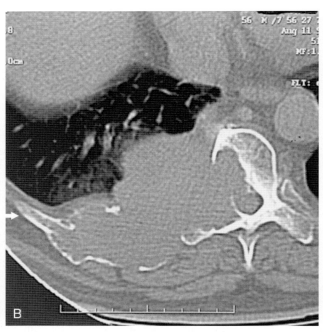

図 10-11B

図 10-10A では動脈瘤様に拡張した大動脈弓が 2 つの腫瘤のように写っている．動脈硬化による大動脈弓内膜の石灰化に注意（上方の矢印）．蛇行した下行大動脈は心陰影の左側にはみ出している（下方の矢印）．図 10-10B でも蛇行した下行大動脈は椎体に重なっている（矢印）．食道の正常の走行が内部に挿入されている栄養チューブにより示されており，食道が中縦隔に存在することがわかる．

23 側面像で，後縦隔は，_____から後部肋骨までをいう．

A．脊椎の前方の線
B．脊椎の前縁から 1cm 後ろを通る線
C．脊椎の中央より下方の線

簡単にいえば，後縦隔は椎体周囲の領域である．

23 B．脊椎の前縁から 1cm 後ろを通る線

24 図 10-11A では大きな腫瘤影が椎体に重なっている．この病変はおそらく，肺内もしくは，_____にある．

A．食道　　　B．後縦隔　　　C．気管

矢印は，破壊および圧壊された椎体を示しており，この腫瘤が_____にあることを示唆している．

A．肺　　B．食道　　C．後縦隔　　D．気管

図 10-11B の CT では，椎体の多発性骨髄腫が椎体周囲に腫瘤を形成し，椎体と隣接する肋骨に広がり，破壊している様子を表す（矢印は正常肋骨）．

24 B．後縦隔

C．後縦隔

図 10-12 の MRI の像は，神経原性腫瘍の症例である．椎体（V）には異常がないものの，軟部組織腫瘍（M）が椎間孔から後縦隔へ進展している．下行大動脈（X）は正常である．

臨床のポイント：
後縦隔腫瘤は，若年者では，たいてい神経あるいは髄膜由来（神経線維腫，髄膜瘤）である．高齢者では，多発性骨髄腫や転移性椎骨腫瘍が多い．

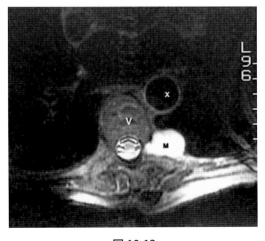

図 10-12

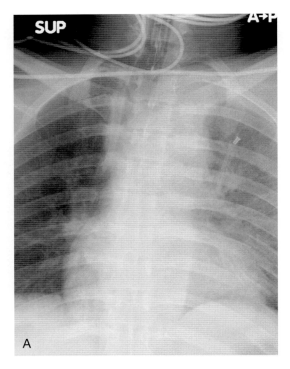

図 10-13A

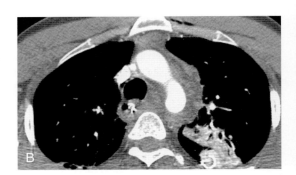

図 10-13B

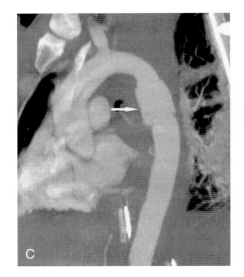

図 10-13C

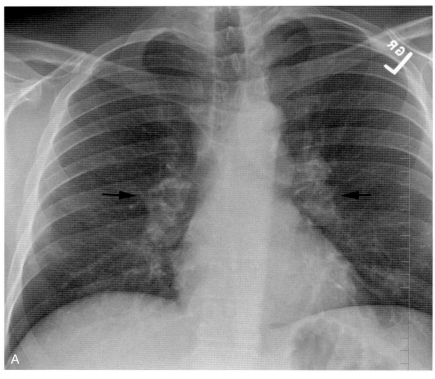

図 10-14A

25 感染，出血，リンパ節腫大，浸潤性腫瘍は縦隔を広範囲に侵す．このため，これらの疾患では，＿＿＿＿な縦隔の拡大を示す．

 A．局所的　　　　　　　B．全体的

25 B．全体的

図 10-13A は外傷後に撮影された X 線写真であり，縦隔の広範囲な拡大が認められる．図 10-13B の CT では大動脈周囲に液貯留（血腫）が認められる．図 10-13C は大動脈の多断面再構成画像であり，血腫に囲まれた外傷性の仮性動脈瘤を示している（矢印）．

26 縦隔は，内側壁側胸膜の＿＿＿＿に位置している．

 A．内側　　　　　　　　B．外側

26 A．内側

肺門は内側壁側胸膜の＿＿＿＿に存在する．

 A．内側　　　　　　　　B．外側

B．外側

胸部の単純写真でわれわれが肺門と呼んでいる構造は，実際の解剖においては，＿＿＿＿と＿＿＿＿である．

 A．肺動脈　　B．気管支動脈　　C．肺静脈　　D．気管支静脈

A．肺動脈
C．肺静脈

肺血管は末梢に至るにつれて細くなる．正常の肺門リンパ節は胸部 X 線写真上では見えない．図 10-14 では，両側の肺門リンパ節腫大が認められる（矢印）．肺門は腫大したリンパ節のため，ゴツゴツしている．図 10-14B は，CT での両側肺門部リンパ節腫大（N）を示している．

臨床のポイント：
肺門腫瘤の原因として多いものは，リンパ節腫大と肺門部に近接する腫瘍である．

胸部単純写真は縦隔病変を発見するという点では，十分有用である．次の段階の検査は，病変の性状を明らかにするために行われる．数多くある検査のなかからどの検査を選ぶかは，医師の臨床的な理解度，現病歴，理学的所見などによる．この点については，放射線診断医に相談するのがよい．

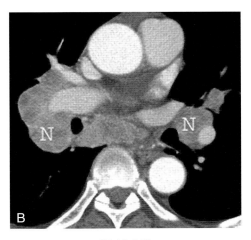

図 10-14B

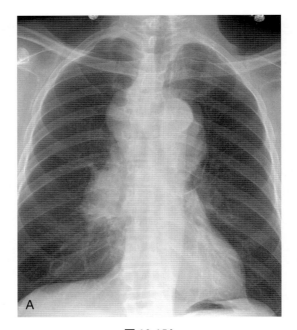

図 10-15A

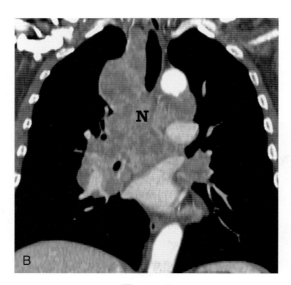

図 10-15B

復習

i
A. 一組のトランプには，＿＿＿＿＿＿＿枚のジョーカーが入っている．
B. ＿＿＿＿＿＿＿ばか大将．
C. ヨハネの黙示録には，＿＿＿＿＿＿＿名の騎士が登場する．
D. 前縦隔には，＿＿＿＿＿＿＿個のTが住んでいる．
E. それらは，＿＿＿＿＿＿＿，＿＿＿＿＿＿＿，＿＿＿＿＿＿＿，＿＿＿＿＿＿＿，と＿＿＿＿＿＿＿である．

ii 下記にあげる構造物は縦隔のどの区分に属するか？

1. 食道：＿＿＿＿＿＿＿＿
2. 心臓：＿＿＿＿＿＿＿＿
3. 胸腺：＿＿＿＿＿＿＿＿
4. 気管：＿＿＿＿＿＿＿＿
5. 甲状腺：＿＿＿＿＿＿＿＿
6. 脊髄：＿＿＿＿＿＿＿＿
7. リンパ節：＿＿＿＿＿＿＿＿
8. 上行大動脈：＿＿＿＿＿＿＿＿
9. 下行大動脈：＿＿＿＿＿＿＿＿
10. 大動脈弓：＿＿＿＿＿＿＿＿

前縦隔
中縦隔
後縦隔
前・中・後縦隔すべて

iii 図10-15Aは，中年男性のX線撮影のPA像である．

縦隔は，＿＿＿＿＿＿＿．

A. 正常である　B. 全体に腫大している　C. 局所的に腫大している

気管は，＿＿＿＿＿＿＿，＿＿＿＿＿＿＿．

A. 狭小化しており　　　B. 狭小化はしておらず
C. 正中にある　　　　　D. 偏位している

これらの所見は，＿＿＿＿＿＿＿縦隔の＿＿＿＿＿＿＿を示唆している．

A. 腫瘍　　B. 感染　　C. 前　　D. 中　　E. 後

図10-15BのCT冠状断像では，縦隔および肺門部にリンパ節腫大が認められる（N）．最終診断は，悪性リンパ腫であった．

REVIEW

i
A. 2
B. 3
C. 4
D. 5
E. Thyroid（甲状腺）；Thymus（胸腺）；Teratoma（奇形腫）；Thoracic aorta（上行大動脈）：Terrible lymphoma（厄介なリンパ腫）

ii
1. 中縦隔
2. 前縦隔
3. 前縦隔
4. 中縦隔
5. 前縦隔
6. 後縦隔
7. 前・中・後縦隔すべて
8. 前縦隔
9. 中縦隔
10. 中縦隔

iii

C. 局所的に腫大している

B. 狭小化はしておらず
D. 偏位している

D. 中*
A. 腫瘍

---
*訳注：原著では，選択肢「D. middle」解答「C. middle」となっている．

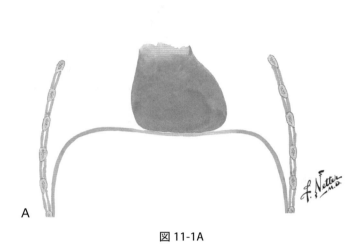

図 11-1A

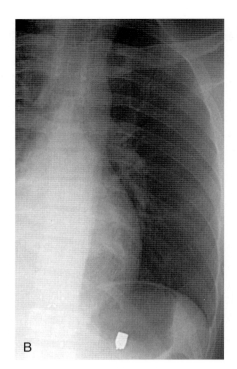

図 11-1B

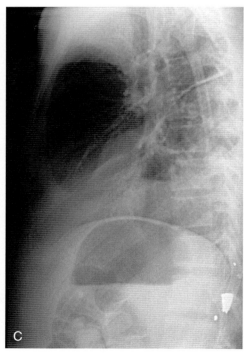

図 11-1C

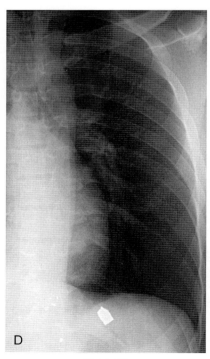

図 11-1D

胸膜腔および胸膜外腔

The Pleural and Extrapleural Spaces

11

　胸膜腔は，臓側胸膜と壁側胸膜との間の空間である．この胸壁側には，胸膜外腔が，潜在的な空間として胸郭と壁側胸膜との間に存在する．胸膜腔および胸膜外腔はそれぞれ特徴的なX線所見（サイン）を示すが，これらの所見がオーバーラップすることも多い．

　左右の胸膜腔の底部の横隔膜のドームの周りには，深い溝が形成されている(図11-1A)．これは肋骨横隔膜角（costophrenic angle）あるいは肋骨横隔膜溝（costophernic sulcus）と呼ばれている．肋骨横隔膜角（溝）の最も深い部分（尾側にある部分）は背側部分である．

---

1 肋骨横隔膜角は，＿＿＿＿でもっとも深く切れ込んでいる．

　A．前方（腹側）　　B．後方（背側）　　C．側方

これは，X線写真の側面像でのみ確認することができる．横隔膜の頂部が肋骨横隔膜角より＿＿＿＿にあるためにPA正面像では認識できない．

　A．上方　　B．下方　　C．後方　　D．側方

正面像は，＿＿＿＿の肋骨横隔膜角の胸水を観察するのに最適である．

　A．前方　　B．外側　　C．後方　　D．内側

---

2 図11-1Bと11-1Cの症例は少し説明が必要である．女房の浮気相手を見つけた夫は，扉を後ろ手に閉めて逃げ出そうとする間男をめがけて，銃をぶっ放した．発射された弾丸は扉を貫通して威力が弱まり，間男の胸壁を通り抜けたところで胸腔内に落ち込んだ．

胸部正面，側面の写真で，弾丸は＿＿＿＿の肋骨横隔膜角の深さを示すとともに，不倫の情事の危険性をも示している．

　A．前方　　B．外側　　C．後方　　D．内側

（編著者注：フェルソン先生の時代は，今よりずっと物事が単純であった）

図11-1B（立位正面像）では，背部の肋骨横隔膜角にある弾丸は腹腔内にあるように見える．一方，図11-1C（側面像）では，弾丸は後方の肋骨横隔膜角にあることが明瞭に示されている．数日後の図11-1D（背臥位像）では，弾丸は胸膜腔内の別の場所に移動している．

---

1 B．後方（背側）

　A．上方

　B．外側

2

　C．後方

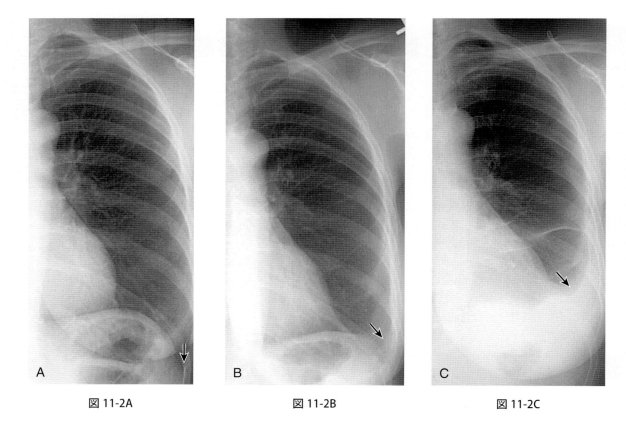

図 11-2A

図 11-2B

図 11-2C

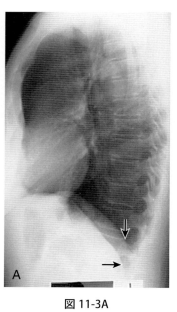

図 11-3A

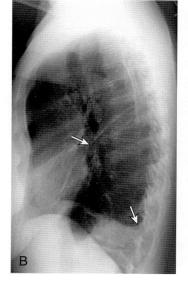

図 11-3B

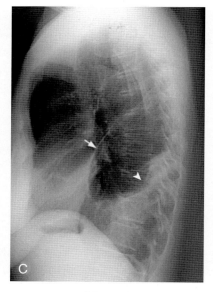

図 11-3C

3 胸膜腔内を自由に移動する液体（血液，浸出液，漏出液など）は空気で満たされた肺より重く，＿＿＿＿＿＿では胸膜腔の底部に貯留する．

　A．立位　　　　　　　　　B．背臥位

そのような液体がある場合，通常は深い＿＿＿＿＿＿と＿＿＿＿＿＿の肋骨横隔膜角が，浅く，鈍角に見える．

　A．前方　　　B．外側　　　C．後方　　　D．内側

図 11-2A では左肋骨横隔膜角は正常である（矢印）．図 11-2B では，左肋骨横隔膜角は少量の滲出液により，＿＿＿＿＿＿なっている．

　A．鋭角に　　　　B．浅く　　　　C．丸く

さらに液体の貯留が増えると図 11-2C で示されるように，上に凹の半月状陰影（メニスカス）を形成する（矢印）．図 11-2A，11-2B および 11-2C はすべて同一の患者である．

4 側面像でもまったく同様である．

図 11-3A では，両側の背側肋骨横隔膜角は，＿＿＿＿＿＿．

　A．鋭角である　　　B．浅い　　　C．丸い

図 11-3B では，左の背側肋骨横隔膜角は，＿＿＿＿＿＿．

　A．鋭角である　　　B．浅い　　　C．丸い

図 11-3C において胸水は後方を中心に半月状陰影（メニスカス）を形成している（矢頭）．側面像では，胸膜腔の液体が大葉間裂に貯留しているのをしばしば目にする（図 11-3B，11-3C の上方の矢印）．これは，胸水の診断に有用な 2 つ目の所見である．

5 図 11-3C では，＿＿＿＿＿＿側の横隔膜が見えない．

　A．左　　　　　　　　　　B．右

なぜだろうか？　これは，＿＿＿＿＿＿の一種である．

　A．エアブロンコグラム　B．メニスカスサイン　C．シルエットサイン

臨床のポイント：
側面像では，正面像よりも鋭敏に胸水を検出できる．両者の所見に矛盾がある場合は，側面像の所見を信頼するべきである．図 11-2，11-3 は同一患者のものである．正面像と側面像を比べてみよう．

3　A．立位

B．外側
C．後方

B．浅く（鈍化している）

4　A．鋭角である（正常である）

B．浅い（鈍化している）

5　A．左

＊訳注：原著では「B．left」を正解としているが，選択枝と不整合．

C．シルエットサイン
右横隔膜は肺の空気と接しているが，左横隔膜は胸水と接しているため．

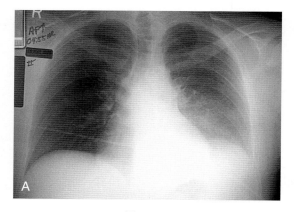

図 11-4A

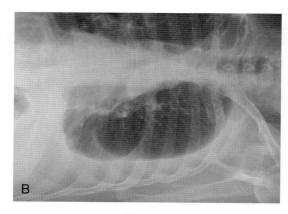

図 11-4B

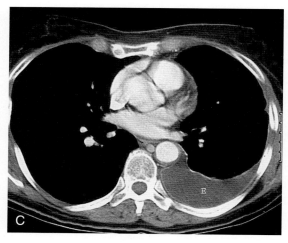

図 11-4C

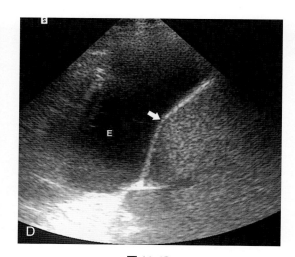

図 11-4D

Dr. Francisco Quiroz, Medical College of Wisconsin
のご厚意による

図 11-4A では，左側横隔膜が一見挙上して見えるが，これは実際には肺下胸水（subpulmonic effusion）があるため，そのように見えているのである．立位では，自由胸水はしばしば肺底部と横隔膜の頂部の間に貯まる（肺下胸水）．その場合，本当の横隔膜は通常の位置に存在するが，胸水と横隔膜が接して，横隔膜面が見えなくなる．この結果，胸部写真では，肺下胸水により，あたかも横隔膜が挙上しているように見える．

6 年をとるにつれて重力とはできるだけ縁を切りたくなってくるものだが，放射線診断では，重力が結構役に立つのである．

図 11-4A の症例において，肺下胸水があることを証明するためには，どの方向の撮影が最も有用だろうか？ _____

A．右側臥位　　B．左側臥位　　C．背臥位　　D．斜位

図 11-4B は，図 11-4A の患者の左側臥位の像である．胸水は，左胸腔内の外側（重力の向きにおいては下方）の肺と胸壁の間に移動している．図 11-4C の CT 像では，重力に従って背側に貯まっている胸水（E）が確認できる．図 11-4D の超音波像では移動する肺下胸水（E）の存在を証明できる（矢印は横隔膜）．

泥棒を凹ませてやろうと，農夫は張り紙を出した．「注意しろ，キャベツの 1 個に毒を盛ったぞ」　翌朝，農夫が張り紙を見ると，「注意しろ，キャベツの 2 個に毒を盛ったぞ」と書きかえてあった．

6

B．左側臥位

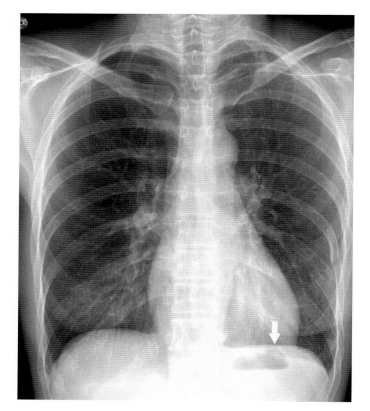

図 11-5

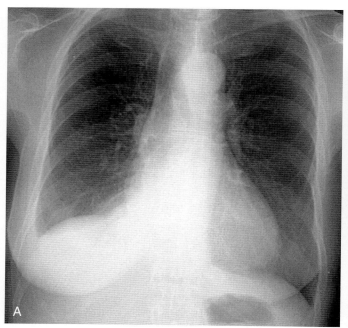

図 11-6A

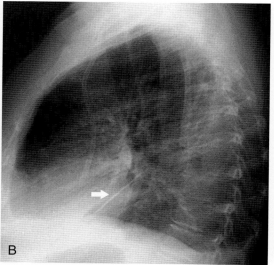

図 11-6B

11．胸膜腔および胸膜外腔　199

7 胸部X線写真では肺下胸水の像は，＿＿＿＿の像に酷似するため，これをどのようにして鑑別するかという臨床上の問題に直面する．

A．気胸　　B．肺炎　　C．メニスカス　　D．横隔膜挙上

左側では，胃泡は薄い横隔膜によって肺底部と隔てられている．図11-5では，胃と肺の正常の間隔が示されている（矢印）．

図11-6Aにおいては，左の肺下面に胸水が存在するため，胃泡は肺底部から＿＿＿＿存在している．

A．より離れて　　B．より近くに　　C．より外側に

この所見は，"stomach bubble sign（胃泡サイン）"といわれている．

右側には胃泡は存在しないので，この手法を適用できない．右側の肺下胸水を診断する場合，"横隔膜"（訳者注：肺下胸水が存在する場合には，実際に見えているのは横隔膜ではなく肺底部と胸水の境界線であるが，ここでは便宜上"横隔膜"と記載されている）の形態の変化を利用することがある．図11-5において，左右の横隔膜の頂部は，鎖骨中線上にある．肺下胸水がある場合，"横隔膜"の頂部はしばしばより側方に偏位するか，あるいは形態を変える．これは左右に共通して利用可能な肺下胸水のサインである．

8 図11-5と図11-6Aを比べてみよう．

図11-6Aでは，左肋骨横隔膜角は鋭角であるが，＿＿＿＿により左側に胸水があることがわかる．

A．不明瞭な横隔膜像　　B．シルエットサイン
C．メニスカス　　D．stomach bubble sign（胃泡サイン）

右側の胸水を示唆するサインは何だろうか？　＿＿＿＿と＿＿＿＿．

A．鈍角の胸郭横隔膜角　　B．胃泡　　C．横隔膜の変形

図11-6Bに示す側面像では，背側において左右の肋骨横隔膜角の鈍化と胃泡サインが認められる．また，大葉間裂の液貯留も認められる（矢印）．

---

7 D．横隔膜挙上

A．より離れて

8 D．stomach bubble sign（胃泡サイン）

A．鈍角の胸郭横隔膜角
C．横隔膜の変形

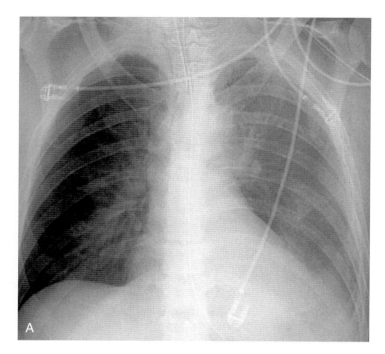

図 11-7A

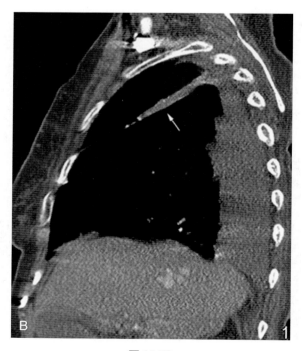

図 11-7B

9 肺下胸水が存在する場合，

"横隔膜"は，挙上しているように見える

A．正しい　　　　　　　　B．誤り

"横隔膜"の頂部は，通常，内側に偏位する．

A．正しい　　　　　　　　B．誤り

肋骨横隔膜角は，浅くなるか，メニスカスを呈する．

A．正しい　　　　　　　　B．誤り

胃泡は，肺底部に近接して観察される．

A．正しい　　　　　　　　B．誤り

10 背臥位の正面写真では，胸水は，重力により，＿＿＿＿に移動する

A．腹側　　　　　B．背側　　　　　C．外側

そのため，患側の胸郭は，＿＿＿＿，もしくは＿＿＿＿．

A．不透過性が増加する　　　B．不透過性が低下する
C．透過性が亢進する　　　　D．透過性が低下する

図11-7A*の背臥位では，＿＿＿＿に胸水が認められる．

A．左側　　　　　B．右側　　　　　C．両側

胸水の検出において，背臥位像は，立位像と比べて＿＿＿＿．

A．優れている　　　　　　B．劣っている

臨床のポイント：
胸水がどれぐらい貯まれば胸部X線写真で検出できるかは，みんなも知りたいところだろう．立位正面像では175mL以上，立位側面像では75mL以上，側臥位像では5mL以上，仰臥位では数百mL以上必要である．覚えておこう．

図11-7BのCT矢状断像では，背側部分と大葉間裂内（矢印）に胸水が貯留しているのがわかる．

9

A．正しい

B．誤り

A．正しい

B．誤り

10　B．背側

A．不透過性が増加する
D．透過性が低下する

A．左側

訳注：原著では図11-7Bと表記されている．

B．劣っている
（かなり劣る）

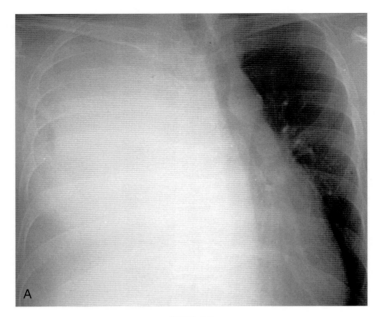

図 11-8A

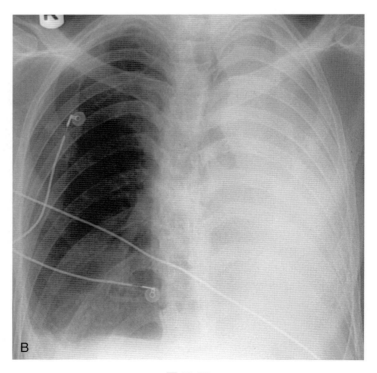

図 11-8B

11	胸郭の一側が完全にX線不透過である場合，その原因は_____だろう．	11	C．AとBいずれか
	A．コンソリデーションや無気肺　B．大量の胸水貯留 C．AとBいずれか　　　　　　　D．AとBのいずれでもない		
	この"white lung"が無気肺によるものなら，縦隔は_____偏位する．		A．病変の方向へ （肺の虚脱は縦隔を患側に引き寄せる）
	A．病変の方向へ　　　　　　B．病変とは反対方向に		

12	図11-8Aと図11-8Bの"white lung"を比較しなさい．	12	
	図11-8Aでは，縦隔は，_____．		C．反対側に偏位している
	A．正中にある　　　　　　B．同側に偏位している C．反対側に偏位している		
	これは，_____によるものである．		A．胸水
	A．胸水　　　　　　　　B．無気肺 C．AとBいずれか　　　D．AとBのいずれでもない		
	図11-8Bでは，縦隔に同側に偏位している．これは，_____によるものである．		B．無気肺
	A．胸水　　　　　　　　B．無気肺 C．AとBいずれか　　　D．AとBのいずれでもない		

臨床のポイント：
もし胸郭の一側の透過性が低下して白くなっているにもかかわらず縦隔の移動がなければ，無気肺と胸水の両方が存在することを考えるべきである．この場合，無気肺と胸水との間でバランスがとれている状態か，あるいは縦隔を固定するような腫瘍が存在する可能性が考えられる．

13	被包化胸水は，胸膜の癒着に起因するものであるが，胸膜の癒着はあらかじめ存在することもあれば，胸水出現後に生じることもある．被包化胸水は，背臥位や側臥位などの体位変換で移動_____．	13	B．しない
	A．する　　　　　　　　B．しない		

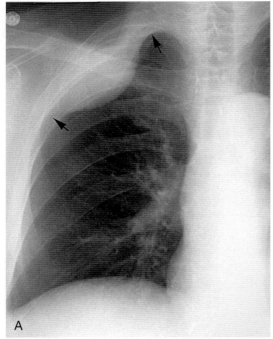

図 11-9A

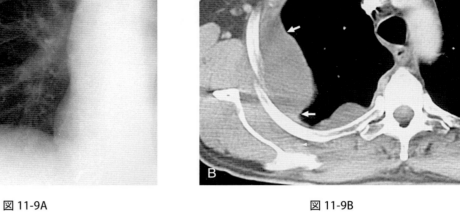

図 11-9B

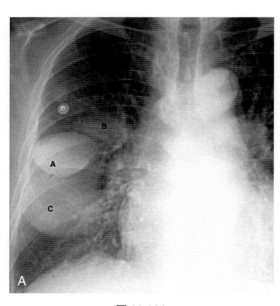

図 11-10A

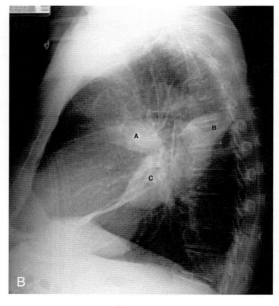

図 11-10B

Dr. Sanford Rubin, University of Texas, Galveston のご厚意による

14	被包化胸水が，あたかも肺病変のように見えることがある．図11-9Aを見てみよう．被包化胸水の例である．	14

被包化胸水の境界は，一般に，肺の方へ＿＿＿＿＿＿となる．

A．凹　　　　　　　　B．凸

B．凸

接線方向から見ると，病変の立ち上がりは胸壁に対して＿＿＿＿＿＿をなす．

A．鈍角　　　　　　　B．鋭角

A．鈍角

被包化胸水は，立位のX線写真（図11-9A）とCT（図11-9B）とで似たような像を示す．CTでは，もう一つ小さな被包化胸水が後方に認められる．図11-4Cの自由胸水の例と比較してみよう．

15	ときとして，葉間裂内に液体が貯留することがあり，それが肺内の腫瘍のように見えることがある．胸水は葉間裂内を分け入るように存在するので，この"偽腫瘍（pseudotumor）"はしばしば＿＿＿＿＿＿に見える．	15 A．レンズ状

A．レンズ状　　　　B．球状　　　　C．三日月状

16	葉間裂内の胸水（偽腫瘍）は両側とも臓側胸膜によって境界されるので，接線方向から見るとその辺縁は，＿＿＿＿＿＿となる．	16 A．明瞭

A．明瞭　　　　　　　B．不明瞭

小葉間裂内に存在する被包化胸水は，＿＿＿＿＿＿の像で明瞭な辺縁を示す．

A．正面　　　　　　　B．側面
C．AとB両方　　　　D．AとBのいずれでもない

C．AとB両方

大葉間裂の中に存在する被包化胸水は，＿＿＿＿＿＿の像において鮮明となる．

A．正面　　　　　　　B．側面
C．AとB両方　　　　D．AとBのいずれでもない

B．側面

（葉間裂を見るためには，X線ビームは葉間裂に平行でなければいけないことを思い出してほしい．）

図11-10A，11-10Bでは，小葉間裂の胸水（偽腫瘍）（A）が正面像および側面像で鮮明な辺縁示すことがわかる．大葉間裂にある2カ所の被包化胸水（BとC）は側面からの観察でのみ，完全に辺縁が明瞭となる．正面像では，大葉間裂の胸水（偽腫瘍）の辺縁の一部は不明瞭である．

臨床のポイント：
"偽腫瘍"はうっ血性心不全の時に認めやすい．うっ血性心不全が改善するにしたがい被包化胸水も消失する（"vanishing tumor"）．

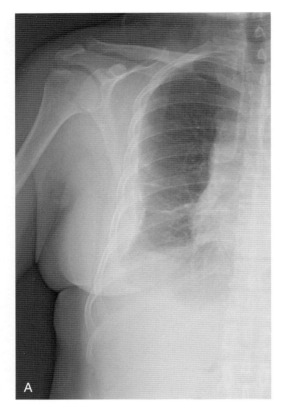

図 11-11A

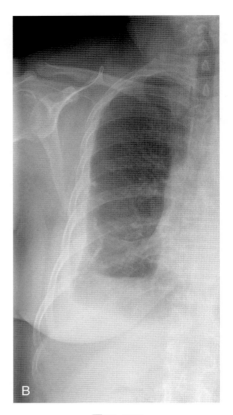

図 11-11B

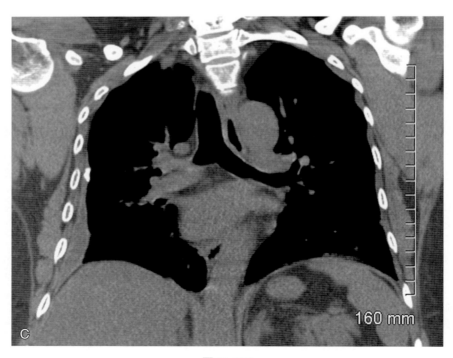

図 11-11C

17 図 11-11A では，＿＿＿＿，＿＿＿＿，と＿＿＿＿が認められる．

A．"右横隔膜挙上"　　　　B．右胸膜メニスカス
C．左横隔膜挙上　　　　　D．外側の胸膜肥厚

過去の画像は友達であることを思い出そう．図 11-11B は 3 年半前の画像である．その時と比べて，＿＿＿＿．＊

A．右胸水は変化していない　　B．右胸水は減少している
C．左胸水は変化していない　　D．左胸水は消失している

現在の CT（図 11-11C）では，右側に 32 HU の CT 値を示す液貯留を認める．小さな石灰化も認める．診断は，＿＿＿＿である．

A．中皮腫　　B．膿胸　　C．胸壁腫瘤　　D．慢性器質化胸水

膿胸と血胸は，ドレナージされなかった場合，しばしば被包化され，時間とともに線維化を来す．この慢性器質化胸水は，小児期の結核性膿胸によるものである．左側の胸膜は非常に薄くて，見えないことに注目しよう．

---

17 A．"右横隔膜挙上"
　　B．右胸膜メニスカス
　　D．外側の胸膜肥厚

B．右胸水は減少している

＊訳注：原著では「D．左胸水は消失している」も正解としているが，左胸の写真は見当たらない．

D．慢性器質化胸水

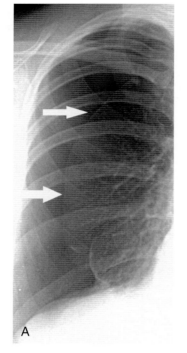

図 11-12A

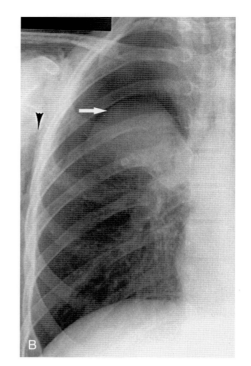

図 11-12B

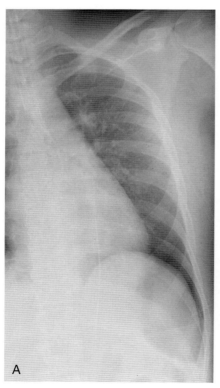

図 11-13A

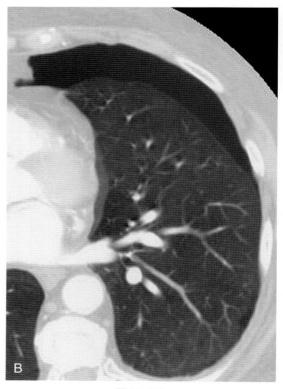

図 11-13B

18 胸膜腔内の空気は，肺よりもX線透過性が＿＿＿＿． 　A．高い　　　　　　　B．低い 気胸では，臓側胸膜は肺内の空気と胸膜腔内の空気の境界をなす細い白いラインとして認められる． 気胸でも肺がコンソリデーションを来している場合は，胸膜腔内の空気と隣接する部分に＿＿＿＿が見られる． 　A．ライン　　　　　　　B．辺縁 図11-12Aでは，胸膜腔内の空気と含気肺の間に連続して薄い胸膜が認められる（矢印）．図11-12Bでは，コンソリデーションを来した上葉（矢印）の辺縁に接して胸膜腔内の空気（気胸）が認められる．空気で満たされた胸膜膜腔には肺紋理は認められない．皮下組織にも空気（皮下気腫）が認められる（矢頭）．	18 A．高い B．辺縁
19 背臥位では，空気は，＿＿＿＿と＿＿＿＿に貯留する． 　A．腹側　　　B．背側　　　C．尾側　　　D．頭側 図11-13Aの背臥位のX線写真では，空気は横隔膜に沿って，尾側に認められる．図11-13BのCTでは，腹側に空気が貯まっているのがわかる．	19 A．腹側；C．尾側 背臥位における胸郭内の最も高い位置
20 気胸の検出において，背臥位像は，立位像と比べて，＿＿＿＿． 　A．優れている　　　B．やや劣っている　　C．かなり劣っている もし，患者が座位も立位もとれないのなら，側臥位が有用かもしれない．気胸の疑われる方を上側にして撮影するのである（図11-13C）．	20 C．かなり劣っている

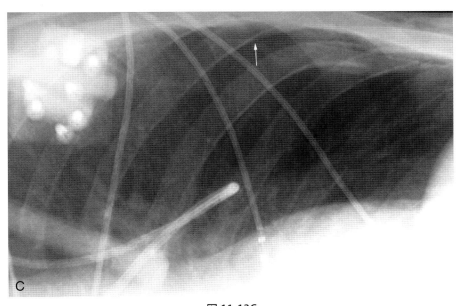

図11-13C

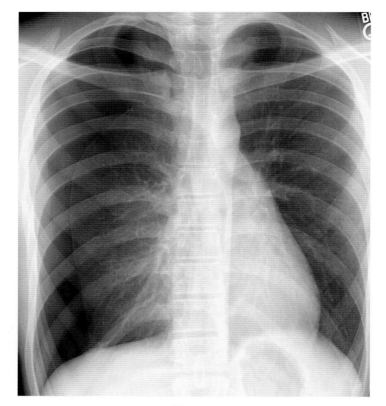

図 11-14

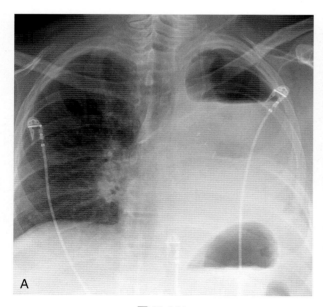

図 11-15A

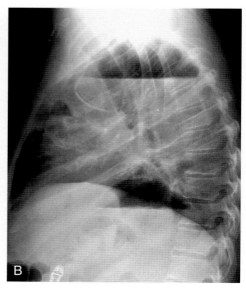

図 11-15B

臨床のポイント：
気胸あるいは胸水を除外する際，背臥位撮影での診断を信用してはいけない．

21 呼吸するごとに空気が胸膜腔内に流入する一方で，排出はされずに，胸腔内圧が上昇するような病態がある．

内圧の上昇により，横隔膜は＿＿＿＿＿＿，肺は虚脱する．

A．挙上し　　　　　　　B．下降し

そして，縦隔は＿＿＿＿＿＿偏位する．

A．患側の方へ　　　　　B．患側とは反対側へ

これは緊張性気胸と呼ばれる病態である．

21
B．下降し
（平坦になる）

B．患側とは反対側へ

臨床のポイント：
緊張性気胸においては，すみやかに脱気を施行することで救命が可能となる．迅速に診断，治療できるように，緊張性気胸の臨床徴候を覚えておこう．その徴候とは，突然発症の呼吸不全，片側の呼吸音減弱，そして頸静脈の怒張である．

22 図 11-14 において，右肺は，＿＿＿＿＿＿．

A．コンソリデーションを示す　B．十分に膨張している
C．部分的に虚脱している　　　D．X 線透過性が低下している

右横隔膜は，左横隔膜と比べて，＿＿＿＿＿＿．

A．高い位置にある　　　B．同じぐらいの位置にある
C．低い位置にある

縦隔は，＿＿＿＿＿＿．

A．正中より左側寄りにある　B．正中より右側寄りにある
C．正中にある

これにて，緊張性気胸の診断完了である．

22 C．部分的に虚脱している

C．低い位置にある
正常では，右側の方が高い．

A．正中より左側寄りにある

23 図 11-15A と 11-15B は，＿＿＿＿＿＿を示している．

A．気胸　　　　B．胸水症　　　C．水気胸

その診断の手がかりとなる所見は，＿＿＿＿＿＿である．

A．シルエットサイン　　B．胃泡サイン
C．縦隔の偏位　　　　　D．液面形成

癌の治療で肺を切除しているため，左胸腔内に空気と液体が貯留している．

23 C．水気胸

D．液面形成

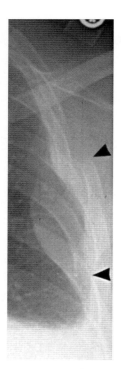

図 11-16

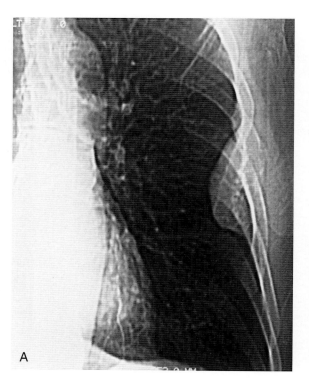

図 11-17A

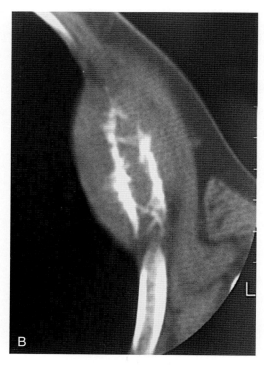

図 11-17B

24 胸膜外腔とは，胸郭と胸膜腔には挟まれて存在する潜在的な空間である．

胸膜外腔あるいはその境界（肋骨，筋肉，結合組織）に生じた病変は，隣接する＿＿＿＿＿＿＿胸膜を肺の方へ隆起させる．

A．壁側　　　　　　　　B．臓側

24

A．壁側

典型的な胸膜外腔病変は，肺に対して，境界＿＿＿＿＿＿＿凸面をなす．

A．明瞭な　　　　　　　B．不明瞭な

A．明瞭な

接線方向で見ると，病変は胸壁に対して，＿＿＿＿＿＿＿を呈する．

A．鋭角　　　　　　　　B．鈍角

B．鈍角

限局性の胸膜腔内病変(図 11-9A の被包化胸水)と胸膜外腔病変(図 11-16)とを比較してみよう．両方とも胸壁とは鈍角を示している．

図 11-16 は胸膜外腔の病変である．肺に向って盛り上った辺縁は鮮明で，胸壁に対して鈍角の立ち上がりを示している．肋骨骨折（図 11-16，矢頭）は，胸膜外腔に病変があることを示している．もし，肋骨に異常が認められなければ，胸膜外腔病変と被包化された液貯留とを鑑別することは困難である．

25 断層画像は，構造の重なり合いがないので胸膜腔内の病変と胸膜外腔の病変を区別するのに役に立つ．

図 11-17A のスカウト画像(CT において撮影位置を確認するために最初に撮られる画像のこと）では，胸壁に対して＿＿＿＿＿＿＿をなす腫瘤を認める．

A．鋭角　　　　　B．鈍角　　　　　C．直角

25

B．鈍角

図 11-17B の CT 像から，この腫瘤が＿＿＿＿＿＿＿に存在することがわかる．

A．胸膜腔　　　　　　　B．胸膜外腔

B．胸膜外腔

臨床のポイント：
胸膜外腔の病変のほとんどは，肋骨骨折（図 11-16 参照）か肋骨転移（図 11-17B 参照）である．

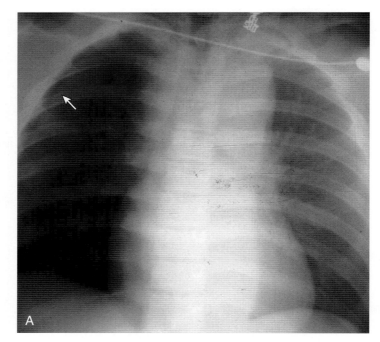

図 11-18A

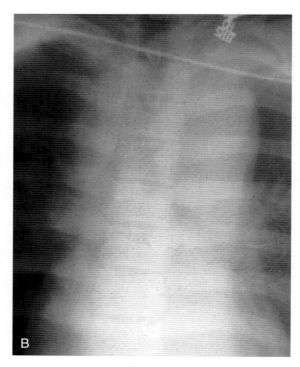

図 11-18B
Dr. Sanford Rubin, University of Texas, Galveston のご厚意による

復習 / REVIEW

i 立位X線写真における（通常の）胸水を示唆する3つの所見は何か？
(1) ＿＿＿＿＿＿＿．
(2) ＿＿＿＿＿＿＿．
(3) ＿＿＿＿＿＿＿．
A．縦隔の偏位
B．肋骨横隔膜角の鈍化
C．肺下の液貯留
D．メニスカス
E．層状の液体

(1) B．肋骨横隔膜角の鈍化
(2) D．メニスカス
(3) C．肺下の液貯留

立位X線写真において肺下胸水を示唆する3つのサインを挙げなさい．
(1) ＿＿＿＿＿＿＿．
(2) ＿＿＿＿＿＿＿．
(3) ＿＿＿＿＿＿＿．
A．胃泡サイン
B．シルエットサイン
C．"横隔膜"挙上
D．"肺尖"の内側への偏位
E．"肺尖"の外側への偏位

(1) C．"横隔膜"挙上
(2) A．胃泡サイン
(3) E．"肺尖"の外側への偏位

ii 気胸の診断で確認しなければならないことは，＿＿＿＿と＿＿＿＿である．
A．液面形成
B．臓側胸膜の境界線
C．壁側胸膜の境界線
D．末梢の透過性亢進
E．横隔膜の下降

B．臓側胸膜の境界線
D．末梢の透過性亢進

iii 図11-18Aと11-18Bは，自動車事故で受傷した若い女性の背臥位のX線写真である．注意深く，見てみよう．

左側では，X線透過性が＿＿＿＿している．
A．亢進　　　　B．低下

A．低下

その原因は，おそらく＿＿＿＿である．
A．貯留する血液　B．水気胸　C．気胸　D．膿胸

A．貯留する血液（血胸）

縦隔は，＿＿＿＿．
A．正常である　　　　B．部分的に拡大を示している
C．全体的に拡大を示している

C．全体的に拡大を示している

その原因は，おそらく＿＿＿＿である．
A．X線像の拡大効果　　B．縦隔内出血
C．Hodgkin病　　　　　D．感染性縦隔炎

B．縦隔内出血

右側の肺において，矢印は，＿＿＿＿を示している．
A．臓側胸膜の境界線　B．壁側胸膜の境界線　C．液面形成

A．臓側胸膜の境界線

その外側では肺紋理は見えなくなっている．

彼女のアクセサリーの嗜好は，＿＿＿＿を示唆している．

・・・・・

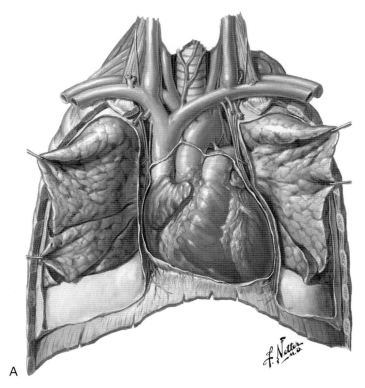

図 12-1A (www.netterimages.com ©Elsevier Inc. All rights reserved)

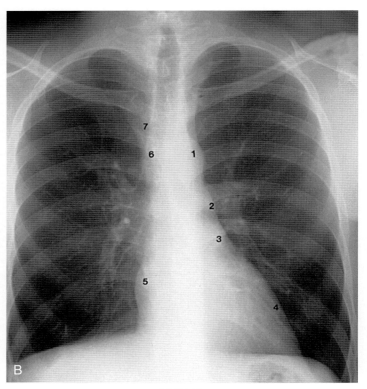

図 12-1B

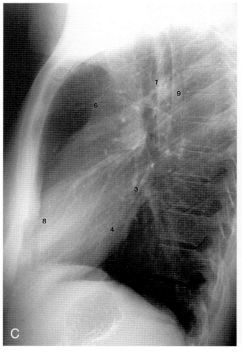

図 12-1C

心疾患

Cardiovascular Disease

心血管病変を分析するためには，心臓だけでなく肺血管，肺実質，胸膜腔についても評価しなければならない．また，たとえ初心者であっても，心血管構造の同定や，心拡大や左心不全の診断ができなければならない．それができるようになれば，あなたは多くの同僚よりも"一日の長"を有することになるだろう．

2人の医学生が森の中を歩いていて熊に出遇った．A君がリュックサックからスニーカーを取り出して履こうとすると，B君が「熊より速く走れっこないよ」と言った．するとA君は言った「まさか……．君より速けりゃいいのさ」

---

1 図12-1Aは，胸部における心臓の位置関係を示している．図12-1Bでは，心臓と大血管が見える．その左側辺縁の出っ張りは，以下の構造から成り立つ．
1. ＿＿＿＿＿＿＿ A. 上大静脈   B. 左心房
2. ＿＿＿＿＿＿＿ C. 左心室   D. 下行大動脈
3. 左心耳   E. 大動脈弓   F. 主肺動脈
4. ＿＿＿＿＿＿＿

注意：通常，左心耳がなす曲線は内側に凸になり，肺野向きに張り出すことはない．

1
1. E. 大動脈弓
2. F. 主肺動脈
4. C. 左心室

---

2 心陰影の右縁（図12-1Aの5）は右心房によって形成される．右心室は，正面像では辺縁を形成しない．図12-1Aの6と7は何を示しているか？
5. 右心房   A. 上行大動脈   B. 大動脈弓
6. ＿＿＿＿＿＿ C. 胸腺   D. 上大静脈
7. ＿＿＿＿＿＿ E. 甲状腺

2
6. A. 上行大動脈
7. D. 上大静脈

---

3 側面像では，右心系は腹側に，左心系は背側に位置する．図12-1Cの側面像における心血管系の各構造を確認しよう．
1. ＿＿＿＿＿＿ A. 左心房   B. 左心室
3. ＿＿＿＿＿＿ C. 右心房   D. 右心室
4. ＿＿＿＿＿＿ E. 上行大動脈   F. 大動脈弓
6. ＿＿＿＿＿＿ G. 下行大動脈（近位部） H. 上大静脈
8. ＿＿＿＿＿＿
9. ＿＿＿＿＿＿

3
1. F. 大動脈弓
3. A. 左心房
4. B. 左心室
6. E. 上行大動脈
8. D. 右心室
9. G. 下行大動脈（近位部）

読影の際には，「右心・左心」という概念を忘れよう．実際には，右心は腹側に位置し，左心は背側に位置する．左右に位置しているのではない．

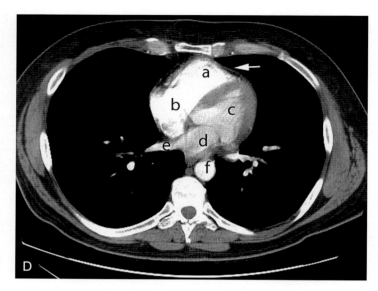

図 12-1D

4 用語は，ややもすると混乱しがちである．もう一度，復習しておこう．

左心系は，右心系の＿＿＿＿に位置する．

A．腹側　　　　　　　　B．背側

正面像では，心陰影の右縁は，＿＿＿＿で形成される．

A．右心房のみ　　　　　B．右心室のみ
C．右心房と右心室　　　D．上行大動脈

正面像では，左心耳は通常，＿＿＿＿像として，＿＿＿＿認められる．

A．陥凹　　　　　　　　B．突出
C．主肺動脈の上に　　　D．主肺動脈の下に

5 図 12-1D では，それぞれ何を示しているだろうか．

a．＿＿＿＿＿＿　　　上行大動脈
b．＿＿＿＿＿＿　　　下行大動脈
c．＿＿＿＿＿＿　　　右心房
d．＿＿＿＿＿＿　　　左心房
e．＿＿＿＿＿＿　　　右心室
f．＿＿＿＿＿＿　　　左心室
←　＿＿＿＿＿＿　　　心膜
　　　　　　　　　　　肺静脈＊

右心房が心陰影の右縁を構成し，また右心が前方にあることに留意しよう．

4

B．背側

A．右心房のみ

A．陥凹
D．主肺動脈の下に

5
a．右心室
b．右心房
c．左心室
d．左心房
e．肺静脈
f．下行大動脈
←　心膜

＊訳注：原著表記は pulmonary artery となっているが，明らかな間違いと判断する．

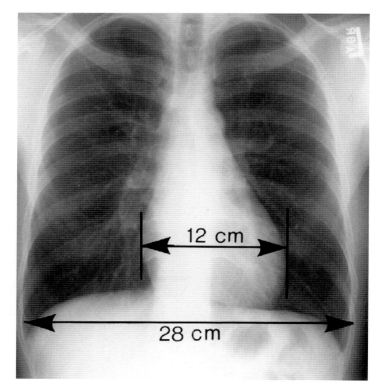

図 12-2

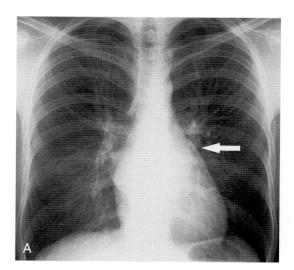

図 12-3A

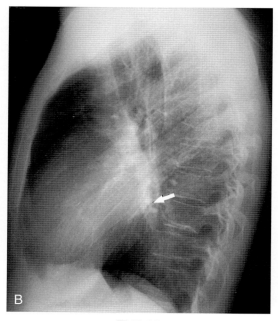

図 12-3B

心拡大を診断するのは容易である．心陰影の横幅を計り，胸郭陰影の内側縁の最大横幅で割ればよい．正常の心胸郭比は 0.5 以下である．この方法は単純すぎるように思えるかもしれないが，きわめて実用的な判定法である．

6 図 12-2 の症例において，心胸郭比は，0.43 である．

正常値の上限は，＿＿＿＿＿である．

A．42%　　B．45%　　C．50%　　D．55%

ただし，この評価方法は AP 像においては不正確である．なぜなら，＿＿＿＿＿ためである．

A．像が拡大されて写る　　B．辺縁が不明瞭である
C．心臓が検出器に近い　　D．グリッドが影響を及ぼす

6

C．50%

A．像が拡大されて写る

臨床のポイント：
心胸郭比の正常値は，多数の正常者の値から決められたものである．あなたの患者で，以前に撮られた胸部写真より心臓の横幅が 1cm 以上大きくなっていれば心拡大と診断してよい．この所見は心胸郭比よりもずっと信頼できる指標である．定規にばかり頼る放射線科医は問題を起こしやすいとよくいわれるが，立位の吸気位で撮られた胸部 X 線写真正面像では，これは便利な心拡大の指標となる．

心臓そのものの拡大，あるいは心嚢液の貯留のいずれの場合でも，心臓の陰影は拡大して見える．このため，X 線写真の読影においては，「心臓のサイズ（heart size）」という用語よりも，「心陰影（cardiac silhouette）」という用語が好んで用いられる．

7 左心房が拡大すると，＿＿＿＿＿および＿＿＿＿＿に張り出す．

A．外側　　B．内側　　C．腹側　　D．背側　　E．下方

正面像では，左心房の辺縁は肺に向かって，＿＿＿＿＿となる．

A．凹　　　　　　　　B．凸

7 A．外側
D．背側

B．凸

図 12-3A および 12-3B は左心房の拡大を示している．心陰影左縁の上方部分は，側方（図 12-3A　矢印）および背側（図 12-3B　矢印）へ張り出しているのがわかる．図 12-1A，B と比較するとわかりやすい．

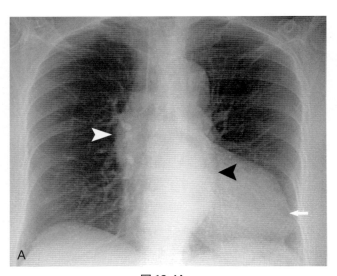

図 12-4A

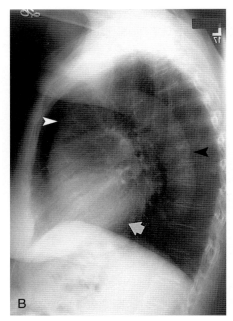

図 12-4B

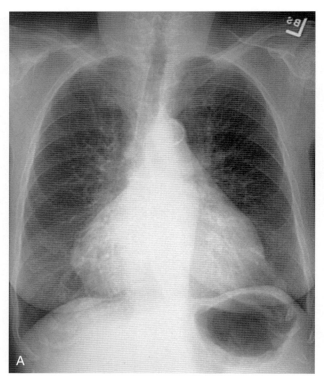

図 12-5A

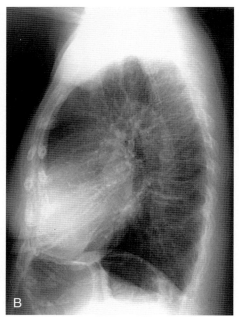

図 12-5B

8	図 12-4A および 12-4B において，それぞれ何を示しているか？		8	1. B. 左心室

8 図 12-4A および 12-4B において，それぞれ何を示しているか？

1. 白色の矢印
2. 黒色の矢頭
3. 白色の矢頭

A. 左心房
B. 左心室
C. 上行大動脈
D. 下行大動脈
E. 右心房
F. 上大静脈

8
1. B. 左心室
2. D. 下行大動脈
3. C. 上行大動脈

大動脈は高度に蛇行しており，大動脈弓も明瞭に見える．

9 図 12-4A と 12-4B では，左心室の拡大により，心陰影の境界は，_____および_____に偏位している．

A. 腹側
B. 背側
C. 上方
D. 下方
E. 内側
F. 外側

9
B. 背側
F. 外側

10 ここでおさらいしておこう．左房拡大の場合，正面 PA 像では心陰影左縁の上方部分は_____に突出し，側面像では_____に突出する．

A. 腹側
B. 背側
C. 外側
D. 内側
E. 下方
F. 上方

10
C. 外側*
B. 背側*

＊訳注：原著では解答の順番が逆になっている．

一方，左室拡大の場合，正面 PA 像では心陰影左縁は_____に突出し，側面像では_____に突出する．

A. 腹側
B. 背側
C. 外側
D. 内側
E. 下方
F. 上方

C. 外側
B. 背側

右心系の拡大を捉えることは左心系に比べて難しい．正面像では，心陰影の右縁は椎体の右縁から少しだけはみ出しているが，右心系が拡大するともう少しはみ出した像を呈する．科学性に欠けるようだがこれが一番わかりやすい．側面像では，右心系は，前方および上方に拡大する．右心系が正常な場合，心陰影は胸骨の下 3 分の 1 に接するが，右心系の拡大では胸骨の下方 2 分の 1 に接するようになる．図 12-5A および 12-5B は右心拡大の症例であるが，図 12-4A および 12-4B の左心拡大の症例と比較してみよう．

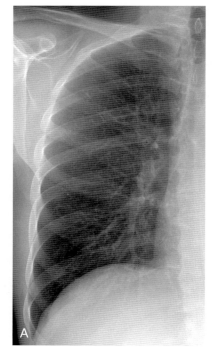

図 12-6A

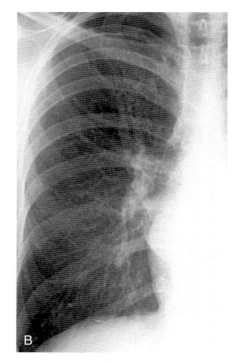

図 12-6B

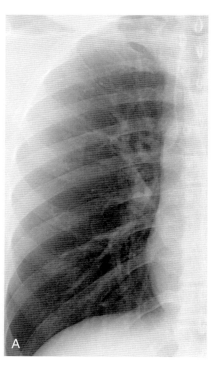

図 12-7A

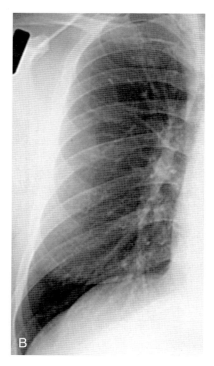

図 12-7B

11 心疾患では，肺血管も影響を受ける場合が少なくない．

立位の患者では，重力の影響で，血流は＿＿＿＿＿＿＿の方に多く流れる．

A．肺尖部　　　B．肺底部　　　C．腹側部分　　　D．背側部分

そして，背臥位では，血流は＿＿＿＿＿＿＿．

A．一様に流れる　　　　　　B．下葉よりも上葉の方に多く流れる
C．立位の場合と同様に流れる

11

B．肺底部

A．一様に流れる
（背側部分での血流は増えているかもしれない）

12 図 12-6A と 12-6B の胸部の PA 像を比較してみよう．

上葉の血管は，＿＿＿＿＿＿＿の方が細い．

A．図 12-6A　　　　　　　　B．図 12-6B

上葉の血管は，＿＿＿＿＿＿＿の方が鮮明で明瞭である．

A．図 12-6A　　　　　　　　B．図 12-6B

図 12-6A は正常である．図 12-6B では，上葉の血管は，下葉の血管に比べて太くなっている．この現象は，「cephalization*」あるいは「血流の再分布 (vascular redistribution)」と呼ばれる．心臓のサイズではなく，血流の再分布が左心圧の上昇を診断する手がかりとなる．血流の再分布についてきちんと理解できるまで図 12-6A と図 12-6B をよく見比べよう．

臨床のポイント：
血流の再分布の原因としては，左心不全と僧帽弁狭窄が最も多い．シャント（たとえば，心房あるいは心室中隔欠損）は，慢性的な血流増加を来し，すべての血管が拡張する原因となる．

12

A．図 12-6A

A．図 12-6A

＊訳者注：「頭化（現象）」と訳されるかもしれないが，その訳語は一般的ではない．

13 図 12-7A と 12-7B を見てみよう．どちらの患者の方が，心房中隔欠損による上肺野の血管拡張が目立つだろうか？　＿＿＿＿＿＿＿．

A．図 12-7A　　　　　　　　B．図 12-7B

13 A．図 12-7A

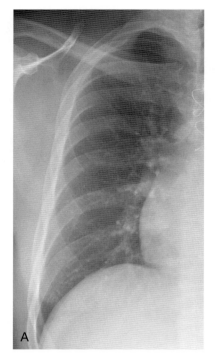

図 12-8A

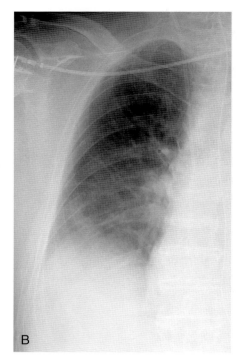

図 12-8B

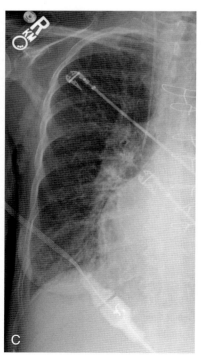

図 12-8C

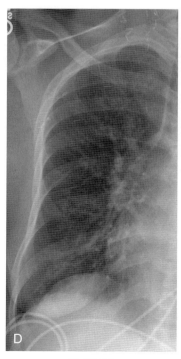

図 12-8D

14 左心房圧の上昇に伴い，間質の浮腫が生じる．

間質の浮腫により，肺血管影の輪郭は，＿＿＿＿＿となる．

A．明瞭　　　　　　　　B．不明瞭

また，末梢肺野の間質陰影が，＿＿＿＿＿ようになる．

A．目立つ　　　　　　　B．目立たない

15 左心不全では，心陰影はしばしば拡大する．加えて，

軽度の左心不全では，肺血管は＿＿＿＿＿が，肺の浮腫は見られない．

A．cephalization を示す　　B．全体的な腫大を示す
C．変化を示さない　　　　　D．心拡大を示す

中等度の左心不全では，＿＿＿＿＿のため，肺血管影は不明瞭となる．

A．肺胞性の浮腫　　B．間質性の浮腫　　C．拡大

重症の左心不全では，＿＿＿＿＿と胸水貯留を来す．

A．肺胞性の浮腫　　　　　B．間質性の浮腫

16 図 12-8 は左心不全の四つの段階を表している．それぞれの画像にあてはまるのはどれか？

1. 図 12-8A　　　　　　肺胞性浮腫
2. 図 12-8B　　　　　　間質性浮腫
3. 図 12-8C　　　　　　うっ血
4. 図 12-8D　　　　　　正常

浮腫は，両側に起こりやすく，また，中下肺野に多い．

14
B．不明瞭

A．目立つ

15
A．cephalization を示す

B．間質性の浮腫

A．肺胞性の浮腫

16
1. 正常
2. 肺胞性浮腫
3. 間質性浮腫
4. うっ血

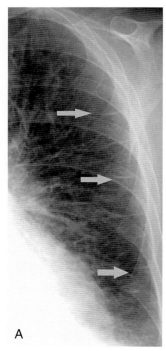

図 12-9A

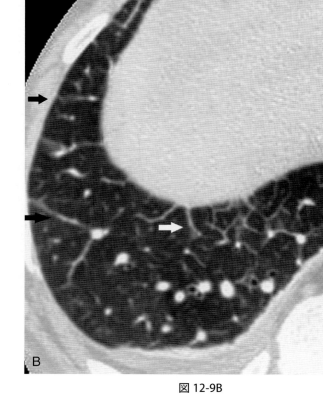

図 12-9B

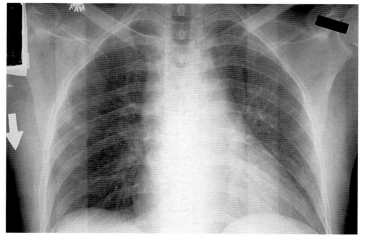

図 12-10

液体が間質に入れば，間質は腫脹する．そのような場合は，しばしば小葉間隔壁が見えるようになる．これをカーリーB線という．胸部X線写真（図12-9A）で，胸膜に対して垂直をなす小さな線が見えている（矢印）のがそうである．また，CTの方が容易に観察できる（図12-9B）．

臨床のポイント：
血流の再分布が見られる場合でも，聴診所見は正常であるのが普通である．間質に浮腫がある場合には，乾性ラ音（crackling rales）が聴取される．肺胞性肺水腫を来した場合には，ラ音が聴取されるようになる．

17 図12-10は病室で撮影されたポータブル写真である．

これは，＿＿＿＿＿で撮影されたものである．
A．背臥位　　　　　　　　B．立位

心胸郭比は，＿＿＿＿＿．
A．50％以上である　　B．50％未満である　　C．評価不能である

上葉の肺血管陰影は＿＿＿＿＿．
A．増強している　　　B．正常である　　　C．評価不能である

この患者は心不全だろうか．
A．はい　　　　　　　B．いいえ　　　　　C．何ともいえない

背臥位撮影での心拡大および血流の再分布に関する所見は信頼できない．

17

A．背臥位

C．評価不能である（拡大されて写っているため）

C．評価不能である（背臥位では正常でもしばしば血管陰影が目立つものである）

C．何ともいえない

18 浮腫と静水圧および膠質浸透圧の関係を表す法則に，その名前を冠した生理学者は，＿＿＿＿＿である．

図12-11は，＿＿＿＿＿である*．

18 Starling

Starling resistor

＊訳注：肺胞内圧が血流抵抗になるという"Starling resistor"を，図12-11の椋鳥（starling）への抵抗（resistor）にかけてある．椋鳥の真偽のほどについて訳者は責任を持たない．

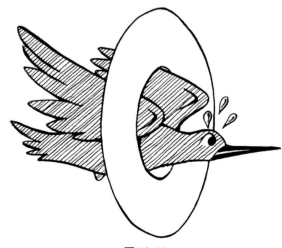

図12-11

（Dr. Wylie Dodds, Medical College of Wisconsin のご厚意による）

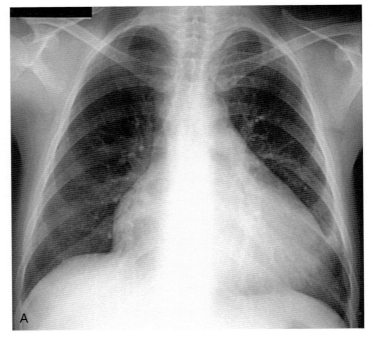

図 12-12A

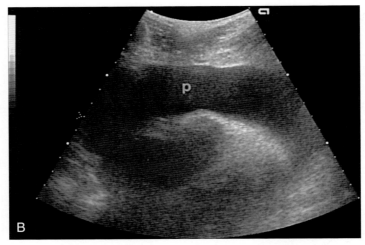

図 12-12B（Dr. Emanuelle Fedrea, Universitá degli Studi di Milano のご厚意による）

19 図 12-12A は胸部 X 線 PA 像である．

心胸郭比は，＿＿＿＿＿．

A．50％未満である　　B．50％である　　C．50％を超えている

血流の再分布は起こっているか？

A．はい　　　　　　　　B．いいえ

浮腫は認められるか？

A．はい　　　　　　　　B．いいえ

胸水は認められるか？

A．はい　　　　　　　　B．いいえ

図 12-12B は，心臓超音波像である．多量の心嚢液貯留（p）を認める．

図 12-13 は別の症例の CT 画像であるが，心嚢液貯留（p）が認められる．心臓自体は拡大していない．両側の胸水の貯留，そして左下葉のコンソリデーション（無気肺）も認められる．超音波，CT，MRI はいずれも心嚢液の貯留を正確に評価できるが，超音波が最もコストパフォーマンスがよい．

臨床のポイント：
左心不全のサインがないか，あっても軽微な場合，心陰影全体の著明な拡大は心嚢液の貯留による可能性が高い．ただし，心筋障害や複数の弁障害でも似たような画像を示すことがある．

19

C．50％を超えている

B．いいえ

B．いいえ

B．いいえ

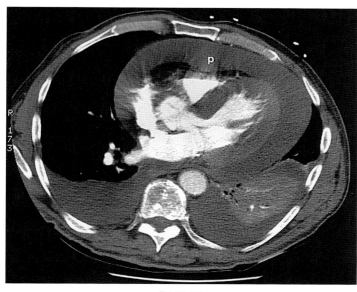

図 12-13

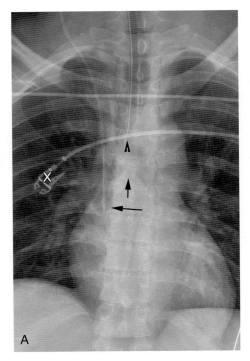

図 12-14A

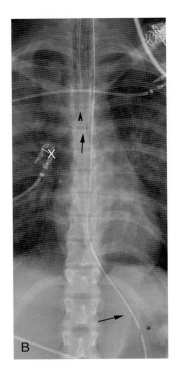

図 12-14B

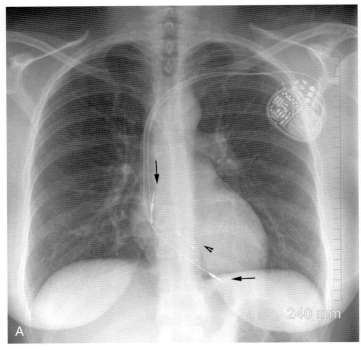

図 12-15A

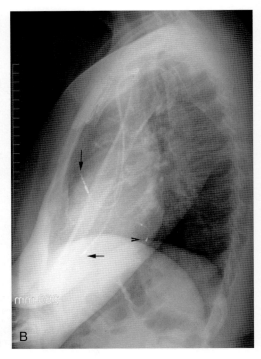

図 12-15B

| おまけの章 | BONUS SECTION |

心疾患や肺疾患のある症例では，たくさんのチューブやカテーテルをつけて集中治療室へ運び込まれることも少なくない．読影に際しては，まずこれらのチューブやカテーテルの評価からはじめるように心がけよう．

20 図 12-14A と 12-14B でチューブやカテーテルは正しい位置にある（× ＝ 皮膚面にある心電図の電極，∧ ＝ 気管チューブの先端，↑ ＝ 気管分岐部，← ＝ 中心静脈圧カテーテル，→ ＝ 経鼻胃チューブ）

気管チューブの先端は，_____内にある．
 A．気管分岐部　　　B．気管中部　　　C．頸部の気管

中心静脈カテーテルの先端は，_____内にある．
 A．鎖骨下静脈　B．上大静脈　　C．右心房　　D．大動脈

経鼻胃チューブの先端は胃内にある．その側孔も胃内にある（＊）．

20

B．気管中部

B．上大静脈

21 図 12-15 は，ペースメーカー埋め込み後の患者である．それぞれ何を示しているか？

　　図 12-15A（↓）　_____　　　　右心房
　　図 12-15B（←）　_____　　　　右心室
　　　　　　　　　　　　　　　　　　　　　左心房
　　　　　　　　　　　　　　　　　　　　　左心室

21 A．右心房
　　B．右心室

リード線は右心房と右心室，すなわち側面像で前方部分になければならない．しかし，たまに細いリード線が冠状静脈洞（＞，＜）に挿入されてしまうことがある．その場合，リード線は，側面像で後方に向かう．

おめでとう！　やったね！（「最後に笑う者が真の勝者である」—Leo Rosten）この章には復習問題はないので，少し休憩してほしい．そして疲れが癒えたなら，いよいよ最終章の力だめしにチャレンジしよう！

もし，時間と興味があれば，オンライン上のボーナスコンテンツ［電子書籍（英語版）］の方も一読してみよう．

さあ，頑張れ！

力試しの 12 症例

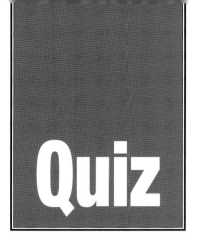

A Dozen Great Cases

挑　戦
　実際に症例に当たってみて，これまでに繰り返し学んできた基本原理をきちんと応用することができるかどうか，テストしてみよう．

方　法
1. まず，病歴を読む．
2. いつもの手順（ATMLL）ですべての所見を丁寧に観察しながら，X 線写真を読影しよう．
3. それから（本当にそれから），問題を解いていこう（ページの裏側の解答を見る前に）．

"異常がひとつ見つかっただけで満足"しないように注意しよう．実際の X 線読影においては，異常を 1 つ発見すると安心してしまい注意力が低下する傾向があるが，もちろん，そんなことではいけない．いくつもの所見を丹念に拾い上げ，それらを適切に組み合わせて解釈することで初めて正しい診断に到達できるというケースも決して少なくないのである．

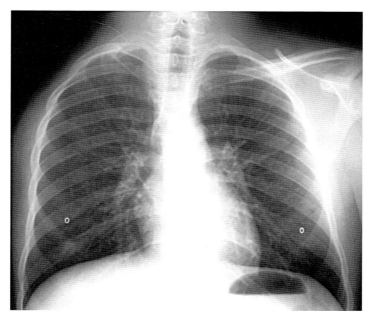

図 Q-1

■症例1

病　歴：若い男性の癌患者の症例（図 Q-1）．
X 線写真では，乳頭と真の肺結節とを区別するための金属製のニップルマーカーを使うことがある．
（解答は次頁にあり）

1. 結節は認められるだろうか？
   A．はい　　　B．いいえ
   あるとすればそれはどこか？ ＿＿＿＿＿＿＿
   A．右上葉　　B．右下葉　　C．左上葉　　D．左下葉
2. 胸水を示唆する所見はあるか？
   A．はい　　　B．いいえ
3. この患者はどのような手術を受けたのだろうか？ ＿＿＿＿＿＿＿
   （ヒント：何か欠けていないだろうか？）
4. 診　断：病歴と1〜3のX線所見を総合して診断をつけてみよう．

■症例1■解答■

1. A．はい，B．右下葉．右ニップルマーカーの下方，肋骨に重なって，右下葉に肺結節が認められる．
2. B．いいえ．肋骨横隔膜角は鋭角をなしている．胃泡サインもない．横隔膜の形状も正常である．
3. 右上肢切断術後．系統的な読影により，重大な見落としを防止できる．
4. 診　断：患者は肩を切断されている．結節は肺転移の可能性が最も考えやすい．実際，上肢の切断は骨肉腫のためであった．

「直感は科学知識の源である．」——Aristotle

「アリストテレスが，ミセス・アリストテレスに，
口をちょっと開けて中を覗かせてくれと言えたなら，
女性の歯が男性よりも少ないなんて間違いは犯さずにすんだ筈だ」——Bertrand Russell

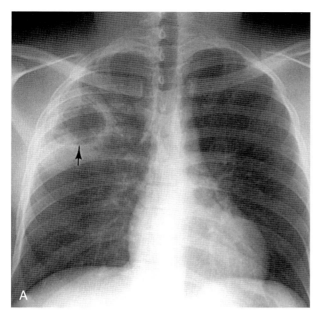

図 Q-2A

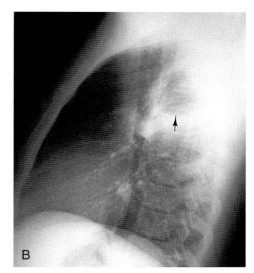

図 Q-2B

■症例 2

病　歴：5 日間の高熱と悪寒を伴う 30 歳，女性のてんかん患者（図 Q-2A，Q-2B）．

1. ＿＿＿＿葉に異常が認められる．
2. その病変について詳細に解説しなさい．　＿＿＿＿
3. 矢印は，＿＿＿＿を指し示している．
4. 診断：X 線所見と病歴を総合して論理的に診断を考えよう．　＿＿＿＿

■症例 2■解答■

1. 右上（葉）．大葉間裂の前方かつ小葉間裂の上方に位置している．
2. 中心部に空洞（液面形成）を有する腫瘤あるいは限局性肺胞コンソリデーションを認める．
3. 液面形成（air-fluid level）
4. 診　断：てんかん患者における肺膿瘍で，痙攣中に誤嚥したものと思われる．誤嚥物は，重力に従って分布するため，仰臥位の患者においては，上葉の背側の区域，下葉の上方および背側の区域を侵すことが最も多い．結核も十分考え得るが，結核の場合はもっと経過が遅いのがふつうである．

「本当に役に立つのは実際に体験して身につけた知識だけである」—Earl Weaver

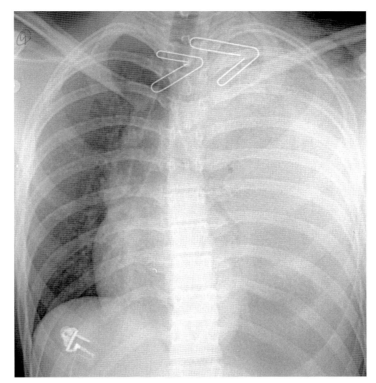

図 Q-3

■症例 3

病　歴：この患者は，胸部を銃で撃たれて救命救急に運ばれてきた．血圧の低下を来している（図 Q-3）．クリップは銃創の入口と出口を示す．

1. このＸ線写真は，おそらく＿＿＿＿＿＿，＿＿＿＿＿＿方向で撮影されたものである．
   A．立位　　　　B．背臥位　　　　C．PA　　　　D．AP
2. 左胸郭について，主な画像所見を述べなさい．
3. 縦隔は，＿＿＿＿＿＿．
   A．右側へ偏位している　　B．左側へ偏位している　　C．偏位を認めない
4. 警官はこの患者は前方より撃たれたと言っている．弾丸の進入部位は正中あるいは左側のどちらか？（銃創はクリップでマークされていることを思い出そう）
   ＿＿＿＿＿＿＿＿＿＿＿＿＿＿＿＿＿＿＿＿＿＿＿＿
5. 診　断：＿＿＿＿＿＿＿＿＿＿

■症例 3■解答■

1. B．背臥位，D．AP ——患者は血圧低下を来している．
2. 左胸郭はX線透過性が低下している．内側の領域では部分的に含気を有する肺が認められる．
3. A．右側へ偏位している．（陰影のある側とは逆の方向）
4. 左側．これはAPの仰臥位である．それゆえ前方のクリップは拡大して見える．弾丸は左胸郭（クリップが大きく写っている）から進入し正中より離脱したものと考えられる．
5. 診　断：銃創による左血胸．左胸腔内圧の上昇により，縦隔が対側に偏位している．

「なぜ事実は小説より奇なのかって？　小説にはありそうなことしか書いてないからさ」—Mark Twain

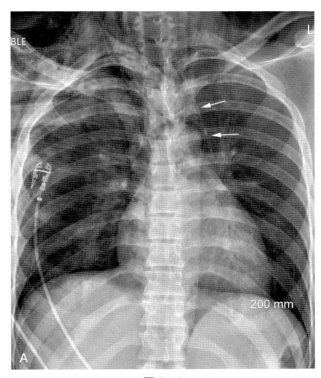

図 Q-4A

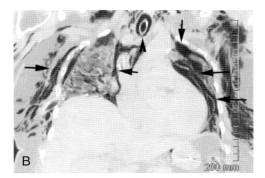

図 Q-4B

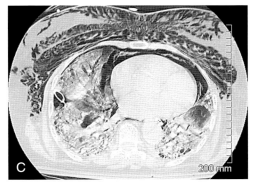

図 Q-4C

■症例 4

病　歴：胸部外傷の若年男性患者．

入院時の胸部 X 線写真（図 Q-4A）と，その数時間後に撮影された CT（図 Q-4B と 4C）．

1. 「←」は，＿＿＿＿＿＿＿＿を示している．
2. 「↓」は，＿＿＿＿＿＿＿＿を示している．
3. 「→」は，＿＿＿＿＿＿＿＿を示している．
4. 「∧」は，＿＿＿＿＿＿＿＿を示している．

■症例 4 ■解答■

1. 「←」は，X線写真，CTともに臓側胸膜の反転部を示しており，気縦隔を示唆する．
2. 「↓」は，小さな肺尖部の気胸を示している．
3. 「→」は，皮下気腫を示している．
4. 「∧」は，気管に留置されている気管カニューレを示している．

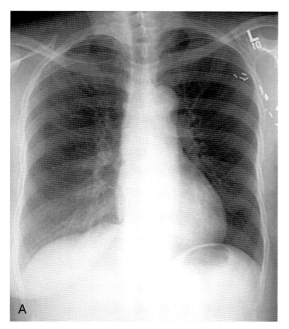

図 Q-5A

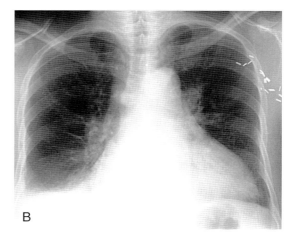

図 Q-5B

■症例 5

病　歴：この 50 歳女性は，吸気時において疼痛を訴えている．

図 Q-5A は 10 カ月前に撮影されたベースラインの写真である．図 Q-5B は，現在の写真である．

1. 図 Q-5A において，＿＿＿＿＿＿肺の透過性が亢進している．
   A．右　　　　　B．左
   その原因を説明しなさい．　＿＿＿＿＿＿＿＿＿＿＿＿＿

2. 10 カ月後の撮影では，著しい変化が認められる（図 Q-5B）．心臓（心陰影）は拡大している．
   一方，肺血管においては，＿＿＿＿＿＿＿＿＿＿＿＿＿＿＿．
   A．血流の再分布を認める　　　　B．異常を認めない

3. ＿＿＿＿＿＿の肋骨横隔膜角は鈍角になっている．
   A．右側　　　B．左側　　　C．両側

4. 診　断：病歴と画像所見を総合すると，現在の X 線写真で最も考えられる病態は
   ＿＿＿＿＿＿による＿＿＿＿＿＿と＿＿＿＿＿＿である．

■症例 5 ■解答■
1. B．左．左肺の透過性は亢進している．左乳房の陰影は認められず，腋窩に手術クリップを認める．すなわち，乳房切除術後である．左胸壁には軟部組織が少ないため，X 線の吸収が減少している．
2. B．異常を認めない．心陰影は拡大しているが，肺血管は正常である．
3. A．右側．右肋骨横隔膜角は鈍で，小さなメニスカスも認められる．右横隔膜には形状の変化も認められる（肺下胸水）．
4. 診　断：乳癌の転移，心嚢液貯留，右胸水．

「私が好きなのはたった二種類の男性だけよ．国産モノと輸入モノ」—Mae West

「彼女は何の役にも立たないかもしれないけれど，何の害にもならないわ」—Mae West

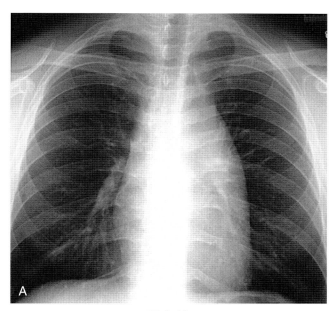

図 Q-6A

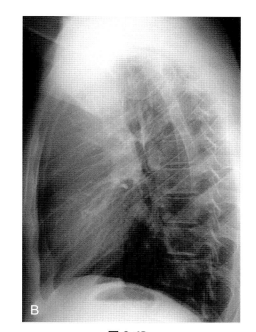

図 Q-6B

■症例 6

病　歴：無症状の若年男性患者（図 Q-6A および Q-6B）．

1. 縦隔および心陰影の＿＿＿＿＿は奇妙な形状を示している．

　　A．右縁　　　　B．左縁

　　どのような心血管の構造（3つ）がシルエットサインを形成しているのだろうか？
　　＿＿＿＿＿＿＿と＿＿＿＿＿＿＿，＿＿＿＿＿＿＿．

2. この異常は，側面像では，どこに認められるか？　＿＿＿＿＿＿＿

3. この腫瘤は主に＿＿＿＿＿＿＿縦隔に存在すると考えられる（複数選択可）．

　　A．前　　　　B．中　　　　C．後

4. 診　断：鑑別診断を挙げなさい．

■症例6■解答■

1. B. 左縁．左心房，肺動脈，大動脈弓（左上縦隔）．
2. 胸骨と気管の間の胸骨後腔に陰影が認められる．
3. A．前および B．中．これは前および中縦隔左側の巨大な腫瘤である．側面像では腫瘤は前縦隔優位に位置して認められる．また，シルエットサインにより腫瘤が前縦隔（左心房）および中縦隔（肺動脈，大動脈弓）にあることが示唆される．
4. 「5つのT」を思い出そう．

    胸腺腫（Thymoma）および奇形腫（Teratoma）が最も考えやすい（大きな腫瘤が縦隔の一つの区域に収まっていないことは稀ではない）．実際にこの症例は胸腺腫であった．

    甲状腺（Thyroid）：腫瘤は甲状腺にしては低い位置にある．

    上行大動脈瘤（Thoracic aortic aneurysm）：上行大動脈は右側に観察され，正常のように見える（すなわち大動脈瘤ではない）．

    リンパ腫（Terrible lymphoma）：リンパ腫は通常，分葉状で両側に病変を認める．

「法学部を卒業するのがそんなに難しいんだったら，どうしてこんなにたくさん弁護士がいるんだい？」—Calvin Trillin

「健康食品を食べるとかえって具合が悪くなるんだ」—Calvin Trillin

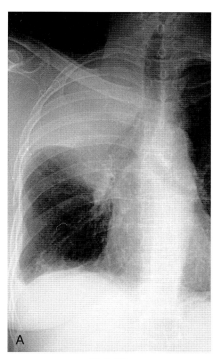

図 Q-7A

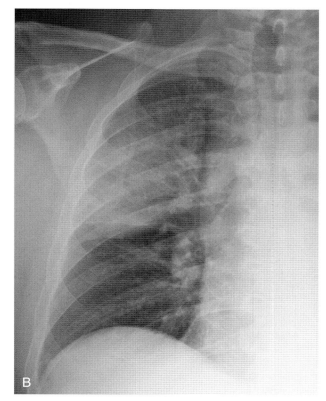

図 Q-7B

■症例7

病　歴：2人の年配の女性．いずれも咳を訴えている（図 Q-7A と Q-7B）．

1. いずれの女性にも，＿＿＿＿葉に＿＿＿＿陰影を認める．
   A．右上　　　　B．左上　　　　C．間質性　　　　D．肺胞性
2. これらの病変の下縁は先鋭であるが何によるものだろうか？　＿＿＿＿＿＿＿＿
   また先鋭である理由はなぜだろうか？　＿＿＿＿＿＿＿＿＿＿＿＿＿＿＿＿＿＿
3. ＿＿＿＿＿＿＿には，右肺門に腫瘤も認められる．
   A．患者A　　　　B．患者B
4. ＿＿＿＿＿＿＿には，右胸水が認められる．
   A．患者A　　　　B．患者B
5. ＿＿＿＿＿＿＿には，中枢性閉塞によるコンソリデーションが認められる．
   A．患者A　　　　B．患者B
   そのように判断した根拠は何か？　＿＿＿＿＿＿＿＿＿＿＿＿＿＿
6. 診　断：＿＿＿＿＿＿＿はおそらく肺癌である．
   A．患者A　　　　B．患者B

■症例7■解答■
1. A．右上（葉），D．肺胞性（コンソリデーション）．
2. 小葉間裂が鮮明な下縁を形成している．上葉はコンソリデーションを示し，中葉には含気が十分にあるため．
3. A．患者A
4. A．患者A
5. A．患者A．エアブロンコグラムが認められないため．
6. 診　断：A．患者A．患者Aでは癌が存在し，右上葉気管支が閉塞されている（右上葉にエアブロンコグラムは認められない）．そして，肺門部の腫瘤および胸水も認められる．患者Bでは市中肺炎が存在し，コンソリデーションが認められる．

「タマネギは人を泣かせるが，人を笑わせる野菜はいまだかつて存在しない」—Will Rogers

「私たちが一緒にいられるのはホンのわずかな時間です．できるだけ笑っていましょうよ．ねぇ」—Will Rogers

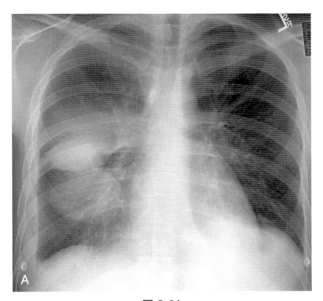

図 Q-8A

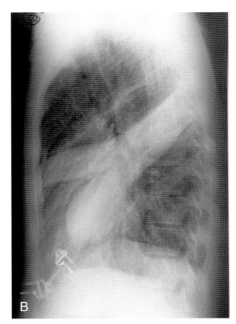

図 Q-8B

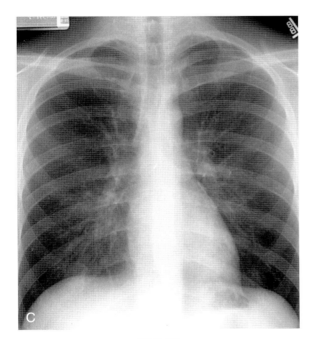

図 Q-8C

■症例8

病　歴：この60歳の患者は，数日前より息が切れるようになり，症状が徐々に悪化している．図 Q-8A と 8B は入院時の X 線写真である．また，6カ月前にも X 線写真が撮影されており（図 Q-8C），そのときは無症状であった．

1. 6カ月の間に心臓の大きさに変化はあるか？　＿＿＿＿＿＿＿＿＿＿＿＿＿＿＿＿
2. 肺血管陰影についてはどうか？　＿＿＿＿＿＿＿＿＿＿＿＿＿＿＿＿
3. 肋骨横隔膜角に変化はあるか？　＿＿＿＿＿＿＿＿＿＿＿＿＿＿＿＿
4. 右中肺野の濃度上昇は何によるものか？　＿＿＿＿＿＿＿＿＿＿＿＿＿＿＿＿
5. 診　断：＿＿＿＿＿＿＿＿＿＿＿＿＿＿＿＿

■症例 8 ■解答■

1. 心陰影は拡大している．
2. 肺血管陰影は拡張し，やや不鮮明になった．間質性の浮腫による．
3. 右肋骨横隔膜角には液体貯留を認める．
4. 液体が大葉間裂と小葉間裂の間に溜まっている（偽腫瘍）．図 Q-8B では，葉間胸膜に著しい肥厚を認める．
5. この患者は，左心不全（うっ血性心不全）である．

「ある日，父は私を遠くに連れ出して，そのまま置き去りにした」—John Vernor

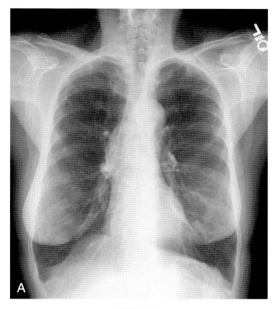

図 Q-9A

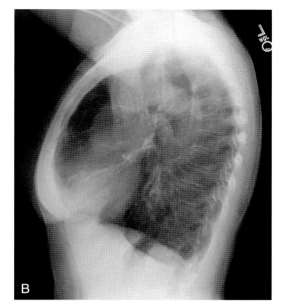

図 Q-9B

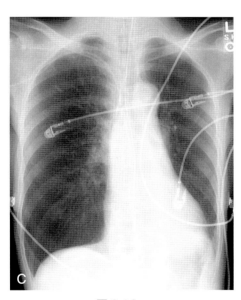

図 Q-9C

■症例9

病　歴：この年配の患者は，息切れを訴えている．図 Q-9A と 9B は入院時の X 線写真である．

1. 肺の容積は，＿＿＿＿＿＿＿．
   A．正常である　B．増大している　C．減少している
2. 横隔膜は，＿＿＿＿＿＿＿．
   A．正常である　B．挙上している　C．平坦化している
3. 入院時の診断は何か？　＿＿＿＿＿＿＿
4. 2日後，患者の呼吸困難が悪化した．図 Q-9C では，どのような変化が認められるか？

   ＿＿＿＿＿＿＿＿＿＿＿＿＿＿＿＿＿＿＿＿＿＿＿＿＿
5. 診　断：＿＿＿＿＿＿＿＿＿＿＿＿＿＿＿＿＿＿＿＿＿＿

■症例9■解答■

1. B．増大している
2. C．平坦化している
3. 肺気腫（慢性閉塞性肺疾患）．肺の過膨張，上肺野のまばらな肺紋理，側面像において前後径が増加している ことに注目しよう（ビア樽状の胸郭）．
4. 左横隔膜のシルエットサイン，心陰影に重なる高濃度の陰影，左横隔膜の挙上（胃泡の位置を比較してみよう）．
5. 左下葉のコンソリデーション——最も考えられるのは無気肺である．肺炎であれば，この程度の浸潤影に至るまでには，もう少し時間を要するであろう．

「彼は自分がニワトリだと思っているんだよ」「じゃ，精神科に連れて行ったらどう？」
「やだね，だってボクらは卵がほしいもの」—Woody Allen

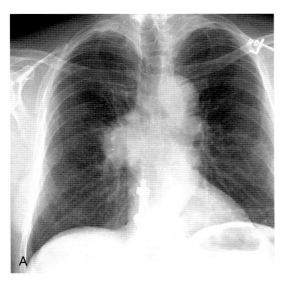

図 Q-10A

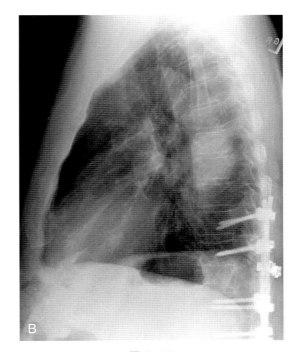

図 Q-10B

■症例 10

病　歴：この年配の男性は咳が 4 カ月間続いている．

1. 図 Q-10A において，＿＿＿＿に重なって，異常陰影が認められる．

 　A．右肺門　　　　B．左肺門　　　　C．前縦隔

2. 図 Q-10B では，その陰影は，＿＿＿＿認められる．

 　A．前縦隔に　　　B．心臓に重なって　　　C．下行大動脈に重なって

3. 診断：＿＿＿＿＿＿＿＿＿＿＿＿＿＿＿＿＿＿＿＿＿＿＿＿＿＿

■症例10■解答■

1. A．右肺門
2. C．下行大動脈に重なって，病変は右下葉に存在する．
3. 右下葉の腫瘤，おそらく喫煙者に生じた肺癌であろう．CT では，右肺門部の後方に腫瘤が認められる（図 Q-10C）．

「始めなけりゃ，終わりもないって道理だよね？」―作者不詳

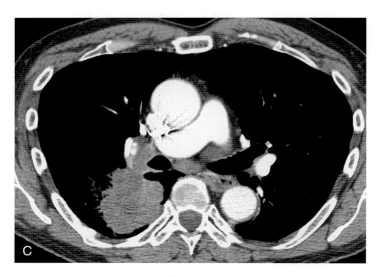

図 Q-10C

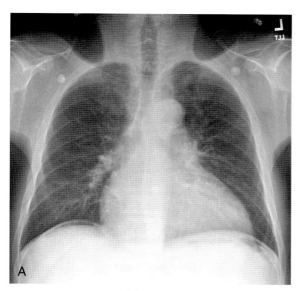

図 Q-11A

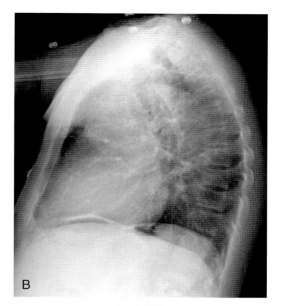

図 Q-11B

■症例 11

　病　歴：この年配の男性は，循環器内科の診療所からの紹介であり，数日来の呼吸困難と，突然に発症した胸部不快感と熱発を主訴としている（図 Q-11A，Q-11B）．

　　1．　心陰影は，＿＿＿＿＿＿＿＿＿＿＿＿＿．

　　2．　肺血管陰影は，＿＿＿＿＿＿＿＿＿＿＿＿．

　　3．　診断：この患者の心疾患で最も考えられるのは何だろうか？　＿＿＿＿＿＿＿＿＿＿＿＿＿＿

　　4．　診断：この患者の急性の症状はどのように説明できるだろうか？　＿＿＿＿＿＿＿＿＿＿＿＿＿

■症例11■解答■

1. 拡大している.
2. 拡張（血流の再分布）を示し，やや不明瞭化している.
3. 軽度の左心不全（数日来の呼吸困難の原因）.
4. 横隔膜下の空気（free air）は，おそらく消化管潰瘍の穿孔によるものと考えられ，胸部不快感と熱発の原因となりうる.

「ほどよくしらふでいることに不都合はない」—John Ciardi

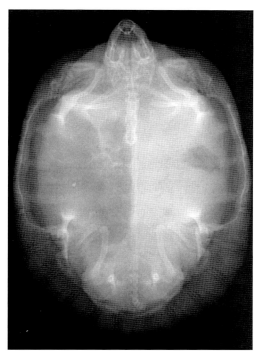

図 Q-12（Dr.Timothy Klostermeier, Wilmington, Ohio のご厚意による）

■症例 12

病　歴：この患者の診療録には次のような記載がされていた．「傾いた体勢で泳いでおり，具合が悪そうであった」

1. ＿＿＿＿＿＿肺にコンソリデーションを認める．
    A．右　　　　B．左　　　　C．両
2. これは＿＿＿＿＿＿＿のパターンである．
    A．肺胞性　　　B．間質性
3. 患者は，＿＿＿＿＿＿＿側を下に傾けて泳いでいた．
    それは，＿＿＿＿＿＿＿＿＿＿＿ためである．
4. この患者は，＿＿＿＿＿＿＿である．

■症例 12■解答■

1. B．左．正常に含気のある右肺と見比べなさい．
2. A．肺胞性．左肺には含気が認められない（水濃度）．
3. 左．左肺が対側より重くなっている．
4. Trachemys scripta――イリエガメ．

オハイオ州ウィルミントンの Timothy T. Klostermeier 医師は病気のカメの治療に際し，2 週間，毎日テトラサイクリンを皮下注射した（Radiology 1996;199:58）．

この症例は「紫色の牛」理論を正当化するものである．
もしあなたが，「紫」の意味と，「牛」の意味を知っていれば，
生まれて初めて紫色の牛を見ても，それが何なのかわかるという理屈だ．

「終わりが来るまでは終わらない」―Lawrence A. Berra（Yogi Berra）

「これにて終了！」―Lawrence R. Goodman, M.D.

よくがんばった！
安心してほしい――追加症例を求める諸君らのために電子書籍（英語版）を用意してある．
以下のサイトにぜひアクセスしてみよう．
　　https://expertconsult.inkling.com
　▶ 発行所より：本書の前見返しに　ExpertCosult　へのアクセス方法を記載してあります．

訳者あとがき

　このたび，"Felson's Principles of Chest Roentgenology" 第4版の日本語翻訳版（第3版）を無事刊行することができ，たいへんうれしく思う．これもひとえに読者の支持が大きかったおかげである．このような良書の翻訳に今回も携わることができて心より感謝している．

　胸部X線写真の読影は画像診断の基礎を成すものである一方，非常に奥の深いものでもある．CTやMRIが普及した今日でも，胸部X線撮影がなくなるということはない．X線写真の撮影方式は，フィルムからCRへ，CRからフラットパネルへと進化しているが，読影の手法はフェルソンの時代とそう変わってはいない．めざましい進歩を遂げる医療の分野において，これほどまで長く用いられている診断方法というのはそう多くはない．それゆえ，このように普遍的かつ実用的な診断体系を築き上げた当時の放射線科医には，畏敬の念を覚えざるをえない．

　胸部X線診断の教科書はこれまでに多数出版されてきた．その中で，このフェルソンのテキストが1965年の初版以来ベストセラーであり続けているのは，胸部X線写真の読影の進め方について，時には実践的に，時には論理的に懇切丁寧に解説している点が，読者の要望を十分に満たしているためと思われる．
　訳者はその翻訳に際して重大な責任を感じながら，自分なりに最大限の力を傾注したつもりである．しかしながら，特にユーモアを含んだ文章については，なかなか納得のいく適当な日本語が考えられず苦慮することも多かった．フェルソンのユーモアのセンスはこの教科書の目玉のひとつであり，できる限りその感覚を日本の読者にも伝えたいと思ったのではあるが………．

　この第4版では大きな内容の追加あるいは変更はなかったものの，小さな変更箇所が非常に多かった．これらは主に電子書籍版への対応を目的としたものである．このような実践的なテキストにおいては，印刷版よりもインタラクティブな電子書籍版の方が適している．また，翻訳第2版が刊行された2007年当時，日本ではまだiPhoneも発売されていなかったが，この10年足らずでスマートフォンは急速に普及しており，それに伴い電子書籍の利便性も増している．そのような中で，原著第4版が電子書籍版に対応するように改訂されたのは当然の流れといえよう．当日本語版でも，動画・ボーナスクイズ・追加症例・間質性肺炎の解説・用語集が収載された電子書籍（英語版）と，本書のPDFを閲覧できる電子書籍（日本語版）へのアクセス用コードが提供されているので，ぜひご活用いただきたい．
　医学生や研修医の先生方の胸部X線写真の読影手法の習得にはもちろんのこと，指導医の先生方にも初期研修医を指導する際の参考教材として，本書を役立てていただければ幸いである．

　最後に，出版に際してお世話になったエルゼビア・ジャパン株式会社ならびに株式会社 診断と治療社の関係者の方々に厚くお礼を申し上げる．

2016年11月

大西　裕満

さくいん

index

数字・欧文

18F フルオロデオキシグルコース［18F-FDG］ 35

air-fluid level 163, 240
Allan M. McCormack 37
antero-posterior（AP）像 3
axial 23

Big White 181

cardiac silhouette 221
cephalization 225, 227
collapse 127
computed tomography 23
COPD 169
coronal 23
costopherenic angle 193
costophernic sulcus 193
crackling rales 229
CT 23
CT 値 27

Five T's 181

Godfrey Hounsfield 37

Hounsfield 値 27

maximum intensity projection（MIP） 69
MRI 31

oblique 23

PA 像 1
PET 35
posteroanterior radiograph 1
pseudohyperinflation 167
pseudotumor 205

sagittal 23

spot on the lung 163
Starling 229
stomach bubble sign 199
subpulmonic effusion 197

T1 強調像 31
T2 強調像 31

vanishing tumor 205
vascular redistribution 225
volume loss 127

white lung 203

X 線吸収度 19, 95

あ

悪性リンパ腫 191
アルブミン 35
胃 67, 185
板状無気肺 145
異物誤嚥 15
胃泡 39, 43, 47, 83, 95, 199, 201, 254
胃泡サイン 199, 215, 238
イリエガメ 260
ウイルス性肺炎 155
うっ血性心不全 205, 252
エアートラッピング 15, 21
エアブロンコグラム 113, 115, 129, 135, 143, 147, 161, 169, 250
液面形成 163, 211, 240
横隔膜下膿瘍 43

か

界面活性物質 141, 145
核医学検査 35
仮性動脈瘤 189
カテーテル 233
下副葉間裂 91

カーリー B 線	229	甲状腺腫	177
カルチノイド	143	後-前像	1
癌	163	高分解能 CT	67
間質	151, 153	誤嚥	143
間質陰影	55	呼気撮影	13
間質性肺炎	121	骨条件	25
間質性病変	53, 57	骨肉腫	238

コンソリデーション 55, 73, 101, 103, 105, 109, 117, 129, 131, 135, 151, 159, 161, 209, 231, 249, 250, 254, 259

冠状静脈洞	233	コンピュータ断層像	23
冠状断	23		
乾性ラ音	229		

さ

肝臓	47, 67, 95, 97	細菌性肺炎	73, 125, 161
気管カニューレ	244	最大輝度投影法	69
気管支拡張（症）	123, 125	細葉	53, 151
気管支原性肺癌	143	左心耳	217, 219
気胸	11, 15, 33, 211	左心不全	225, 227, 231, 252, 258
気縦隔	244	サーファクタント	141
偽腫瘍	205, 252	サルコイドーシス	145, 183
奇静脈	185	散乱線	19
奇静脈裂	89, 91, 105	矢状断	23
胸管	185	市中肺炎	250
胸骨後腔	173, 248	斜位撮影	7
胸水	3, 9, 11, 33, 143, 193, 195, 205, 231, 237, 246, 249	斜位断	23
		斜裂	77, 79
胸腺腫	248	縦隔	179
胸腺腫瘍	181	縦隔陰影の拡大	177
胸部 CT 画像	61	縦隔条件	25, 27, 63
胸膜炎	43	縦隔内血腫	177
胸膜外腔	193, 213	重症肺水腫	161
胸膜腔	193	自由胸水	205
虚脱	127	終末細気管支	53
緊張性気胸	211	受動性無気肺	143
グリッド	19	消化管穿孔	43
クレブシエラ	85	上副葉間裂	91
経静脈性造影剤	61, 63	小葉間隔壁	55, 229
硅肺症	145	小葉間裂	79, 81, 87, 91, 105, 129, 145, 250, 252
結核	125, 145, 161, 165		
結核性膿胸	207	食道	175, 183, 185, 187, 191
血胸	145, 207, 215, 242	食道造影	185
結腸	43, 67	食道裂孔ヘルニア	185
結腸脾弯曲部	41	シルエットサイン	95, 97, 107, 121, 131, 137, 147, 149, 159, 161, 169, 173, 181, 195, 248
血流の再分布	225, 231, 258		
肩甲骨	7		
膠質浸透圧	229	心陰影	221
後縦隔	179, 187		
後縦隔腫瘍	187		

心拡大 221
心胸郭比 221, 229, 231
真菌 161
神経原性腫瘍 187
神経線維腫 187
心室中隔欠損 225
浸潤影 85
滲出液 195
新生児呼吸窮迫症候群 145
心嚢液 37, 63, 231
心嚢液貯留 231, 246
心嚢水 33
膵炎 43
水気胸 211
水平断 23
水平裂 81
髄膜瘤 187
スカウト画像 61, 117, 213
すりガラス様陰影 117, 161
成人呼吸促迫症候群 125
静水圧 229
線維化 207
前胸筋 7
前-後像 3
腺腫 143
臓側胸膜 193
僧帽弁狭窄 225
側面像 5

た

大葉間裂 77, 79, 87, 91, 105, 125, 131, 133, 195, 199, 201, 205, 240, 252
大葉性肺炎 85
多発性骨髄腫 187
多発囊胞 73
胆囊炎 43
中間気管支 135
中縦隔 179, 181
チューブ 233
超音波 33
鎮静剤 145
低換気 145
テクネシウム 99m 35
転移性椎骨腫瘍 187

な

長い肺野 167
軟部条件 27
軟部組織条件 25
肉芽腫性感染 165
肉芽腫性感染症 161
二次小葉 53, 151
ニップルマーカー 237, 238
乳腺 7
粘液栓 121, 125, 133, 141, 143, 147
膿胸 33, 207
濃度分解能 27

は

肺炎 5, 43, 103, 119, 254
肺炎球菌 85
肺炎球菌性肺炎 109
肺炎桿菌 85
肺下胸水 197, 199, 246
肺癌 73, 169, 183, 249, 256
肺気腫 15, 254
肺区域 75
肺血流シンチグラム 35
肺サーファクタント 145
肺実質 53
肺膿瘍 240
肺水腫 119, 155
肺塞栓 35
肺転移 238
肺梗塞 119
肺胞 53, 151, 157
肺胞性コンソリデーション 57, 85, 115, 159, 161, 163, 240
肺胞性肺水腫 229
肺胞性病変 53, 57
肺紋理 11, 155, 161, 167, 169, 254
肺門腫瘤 189
肺野条件 25, 29
肺葉 75
パルスシーケンス 31
半月状陰影 195
瘢痕性無気肺 145
ビア樽状の胸郭 167
皮下気腫 244

ヒストプラズマ症	165
脾臓	67, 97
左側臥位	9
被包化胸水	203, 205
びまん性間質性肺疾患	155
びまん性肺胞性疾患	161
脾弯曲部	41, 43, 67
フォトン	19
副葉間裂	89, 91
浮腫	229, 231
ブラ	167
壁側胸膜	193
ペースメーカー	233
蜂窩肺	171
放射線治療	145
ポータブル撮影装置	3

ま

マイコプラズマ肺炎	85, 155
前縦隔	179
マーカー	137
慢性器質化胸水	207
慢性閉塞性肺疾患	169, 254
右前斜位	7
無気肺	103, 127, 135, 145, 203, 231, 254
メニスカス	195, 207, 215, 246

や

癒着性無気肺	141
葉間裂	75, 87, 127, 135
容積減少	127, 141
陽電子放射断層撮影	35
ヨード造影剤	113, 115

ら

ラ音	229
リード線	233
粒状影	153
レジオネラ	85
漏出液	33, 37, 159
露出不足	109
肋骨横隔膜角	193, 195, 201, 215, 238, 246, 251, 252
肋骨横隔膜溝	193
肋骨骨折	213
肋骨転移	213

フェルソン
読める！胸部X線写真　改訂第3版／原著第4版
楽しく覚える基礎と実践

2016年12月1日　第1刷発行

著　者	Lawrence R. Goodman
訳　者	大西裕満，粟井和夫
発行人	布川　治
	藤実彰一
発行所	エルゼビア・ジャパン株式会社
発売所	株式会社　診断と治療社
	〒100-0014　東京都千代田区永田町2-14-2　山王グランドビル4階
	TEL：03-3580-2750(編集)，03-3580-2770(営業)
	FAX：03-3580-2776
	URL　http://www.shindan.co.jp/
編集・組版	株式会社 ヌンク
印刷・製本	小宮山印刷工業株式会社

©2016 Elsevier Japan KK. Printed in Japan

本書のコピー，スキャン，デジタル化等の無断複製は著作権法上の例外を除き禁じられています．違法ダウンロードはもとより，代行業者等の第三者によるスキャンやデジタル化はたとえ個人や家庭内での利用でも一切認められていません．著作権者の許諾を得ないで無断で複製した場合や違法ダウンロードした場合は，著作権侵害として刑事告発，損害賠償請求などの法的措置をとることがあります．＜発行所：エルゼビア・ジャパン株式会社＞

JCOPY　〈(一社) 出版者著作権管理機構　委託出版物〉
本書の無断複写は著作権法上での例外を除き禁じられています．複写される場合は，そのつど事前に，(一社) 出版者著作権管理機構（電話 03-3513-6969，FAX 03-3513-6979，e-mail: info@jcopy.or.jp）の許諾を得てください．

乱丁・落丁の場合はお取り替えいたします．　　　　　　　　　　　　ISBN978-4-7878-2247-5